Fleurs de Bach
et harmonie intérieure

Sigrid Schmidt

Une aide efficace
qui a fait ses preuves :

- contre les états de stress psychologique, qu'il soit familial ou professionnel ;
- dans la prévention des maladies ;
- pour l'épanouissement personnel.

VIGOT

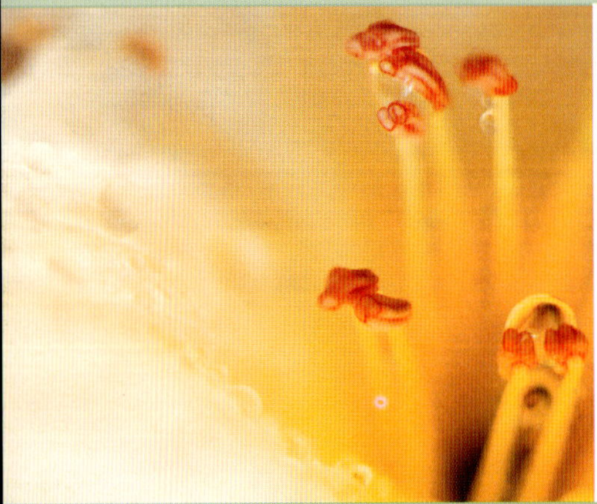

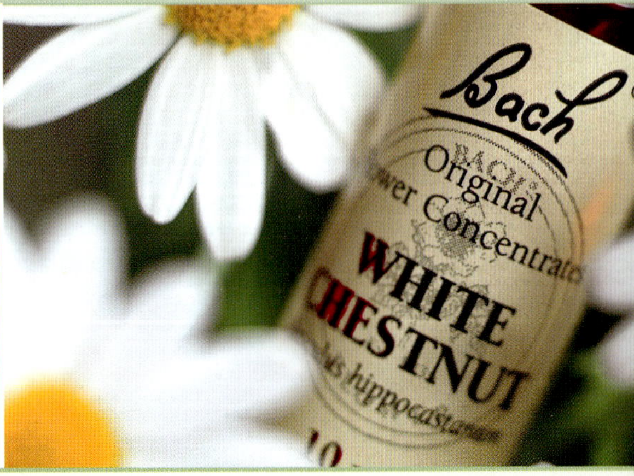
Bach
Original
WHITE

SOMMAIRE

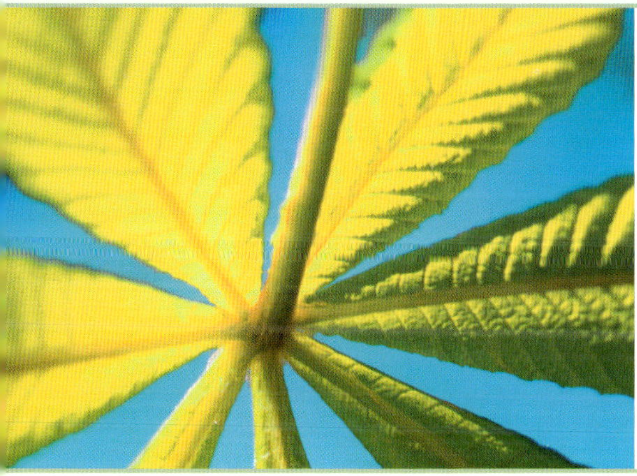

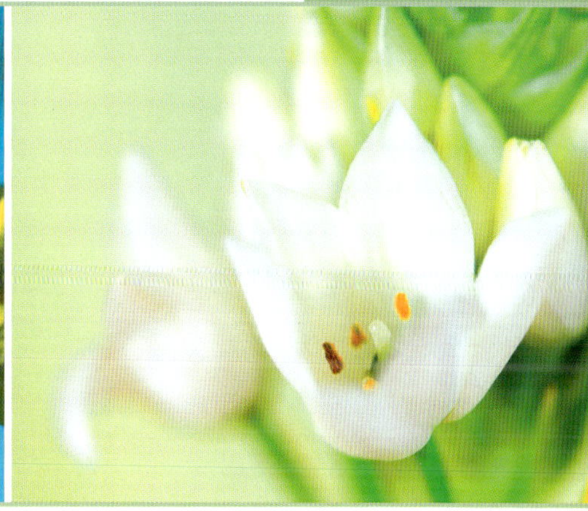

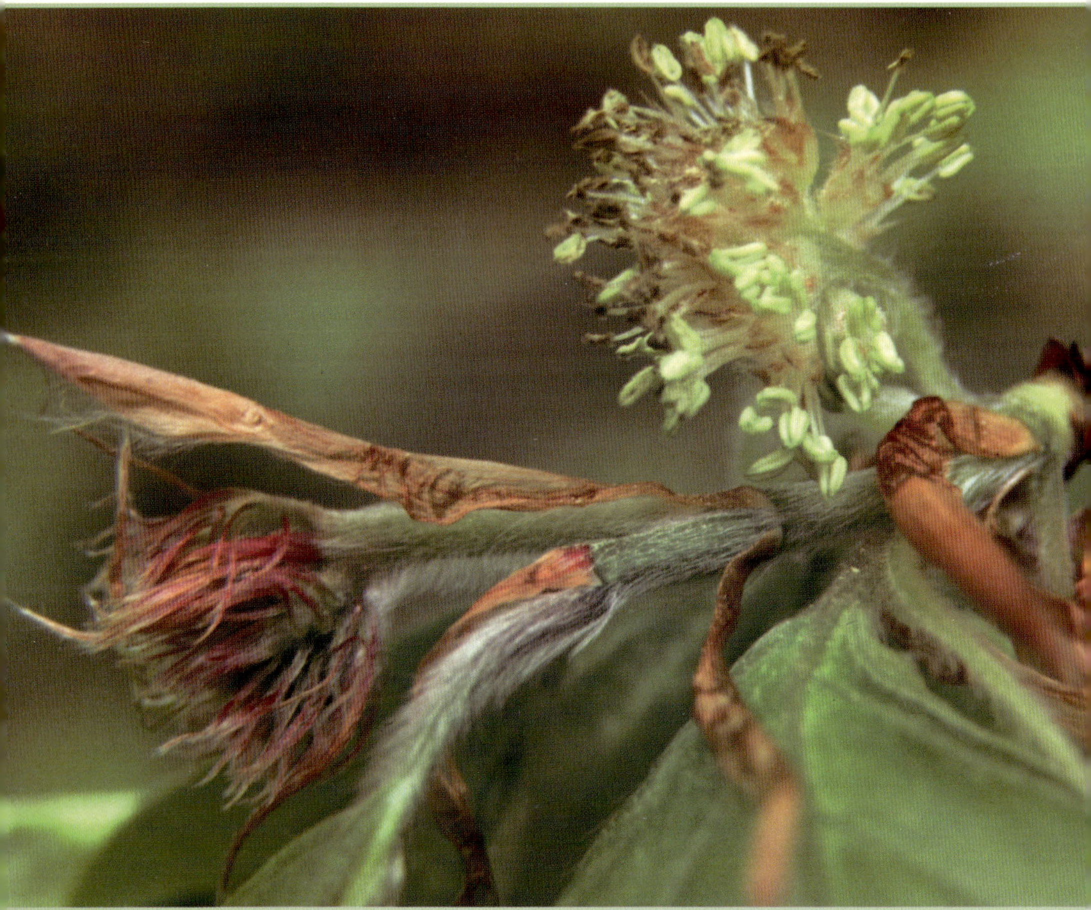

L'AUTEUR

Sigrid Schmidt : études de physique sanctionnées par un diplôme d'ingénieur à l'université technologique de Berlin. Dix ans d'expérience professionnelle dans le domaine de l'informatique, puis formation de thérapeute à Munich (Allemagne).

Installée comme psychothérapeute à Munich depuis 1982, elle pratique la thérapie conversationnelle, l'homéopathie et la thérapie par les fleurs de Bach. Maître de conférence de longue date à l'université populaire de Pullach.

Avant-propos

L'objectif de ce guide est de vous initier à la thérapie de Bach et de vous donner les moyens de vous soigner vous-même. Le Dr Edward Bach, qui l'a mise au point il y a environ soixante ans, est d'abord passé par toutes les étapes traditionnelles de la médecine allopathique. Son expérience personnelle (il contracta un cancer) l'amena néanmoins à évoluer dans son appréhension de la maladie et de la santé dans un sens qui ne pouvait plus « coller » avec la conception classique enseignée à l'université. Il avait pris conscience qu'un manque profond d'harmonie interne, le sentiment d'être en désaccord avec son propre destin (qui s'exprime dans toutes nos contrariétés quotidiennes), était à la base de toutes nos affections. Pour traiter cette discordance et donc tenter de prévenir la maladie, Bach se tourna vers des remèdes naturels. C'est ainsi qu'une formidable intuition lui permit d'élaborer ses essences à partir de méthodes simples, de 37 fleurs et d'eau de source pure.

Les élixirs de fleurs du Dr Bach (qui représentent un choix à une époque marquée par la précipitation, le stress et les tensions intérieures et extérieures) ont une action harmonisante sur l'âme : elles nous aident à surmonter les difficultés de la vie quotidienne, à nous épanouir, à retrouver l'équilibre en cas de maladie.

J'utilise les fleurs de Bach depuis des années et j'observe toujours avec un grand bonheur les effets étonnants qu'elles ont sur mes patients. C'est cette expérience qui m'a encouragée à écrire un guide d'automédication dont vous avez entre les mains la toute nouvelle édition, entièrement revue et corrigée.

Commencez par lire tranquillement l'introduction explicative concernant cette thérapie, puis reportez-vous aux différentes rubriques du « Guide de sélection des fleurs » et au « Répertoire alphabétique ». Prenez le temps d'étudier en détail la description des différentes fleurs et de choisir celles qui vous conviennent. Vous serez bientôt familiarisé avec cette thérapie très simple, et pourrez rapidement faire l'expérience de sa merveilleuse efficacité. Je vous le souhaite en tout cas du fond du cœur.

Sigrid Schmidt

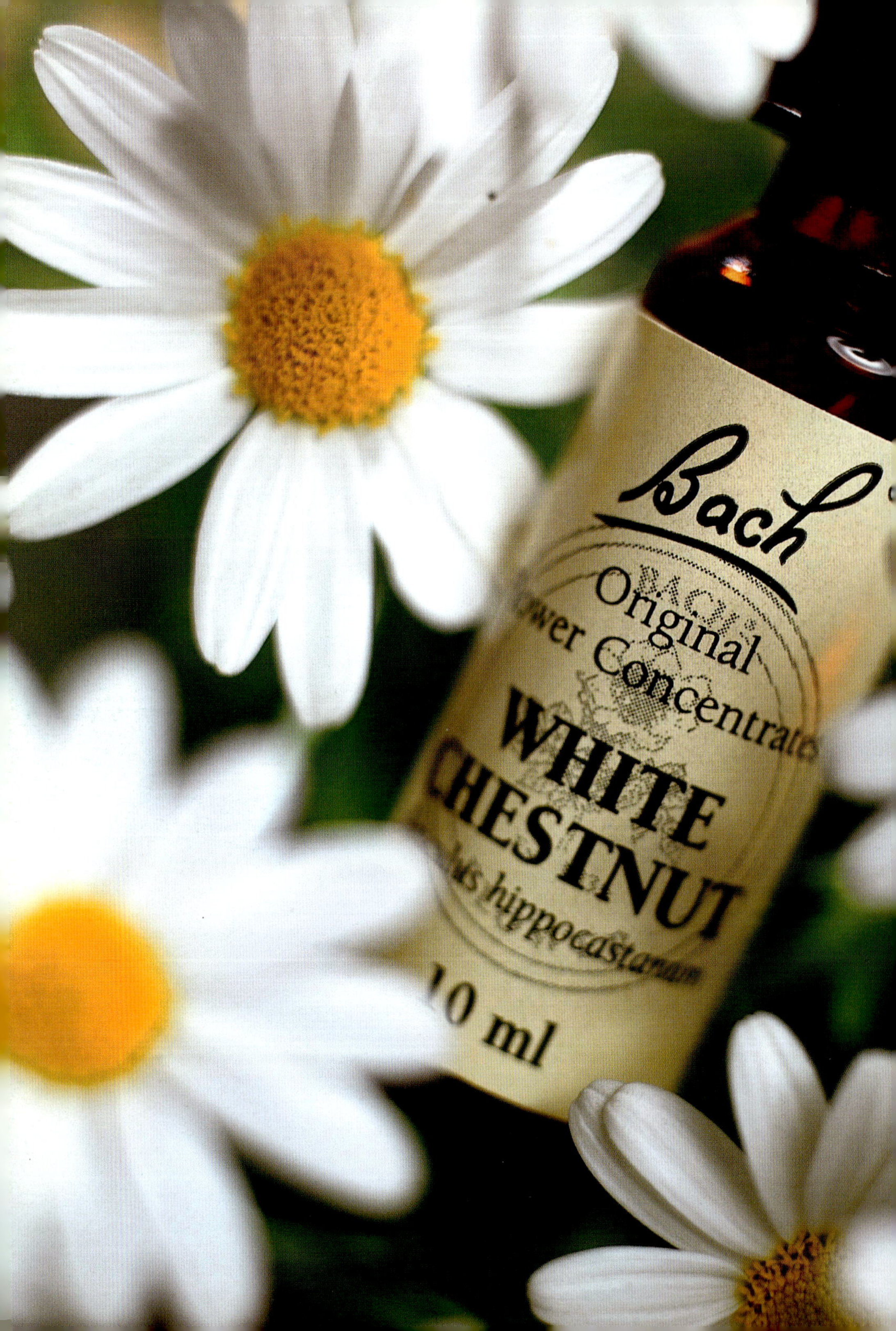
Bach
Original
Concentrate
WHITE
CHESTNUT
hippocastanum
10 ml

À propos des fleurs de Bach

Les fleurs de Bach ont cette particularité qu'elles vous permettront de vous soigner simplement et efficacement sans aucune connaissance médicale ou aptitude particulière. Elles n'exigent en fait qu'une chose : que vous preniez conscience de votre état émotionnel du moment et que vous soyez capables d'exprimer ce que vous ressentez. Est-ce par exemple de l'impatience, de la colère ou de la tristesse ? Chaque état émotionnel négatif peut être soulagé par une essence de fleur. Avant de passer au guide pratique où sont répertoriées les essences correspondant à votre état, découvrez dans ce chapitre les fondements de la thérapie par les fleurs de Bach.

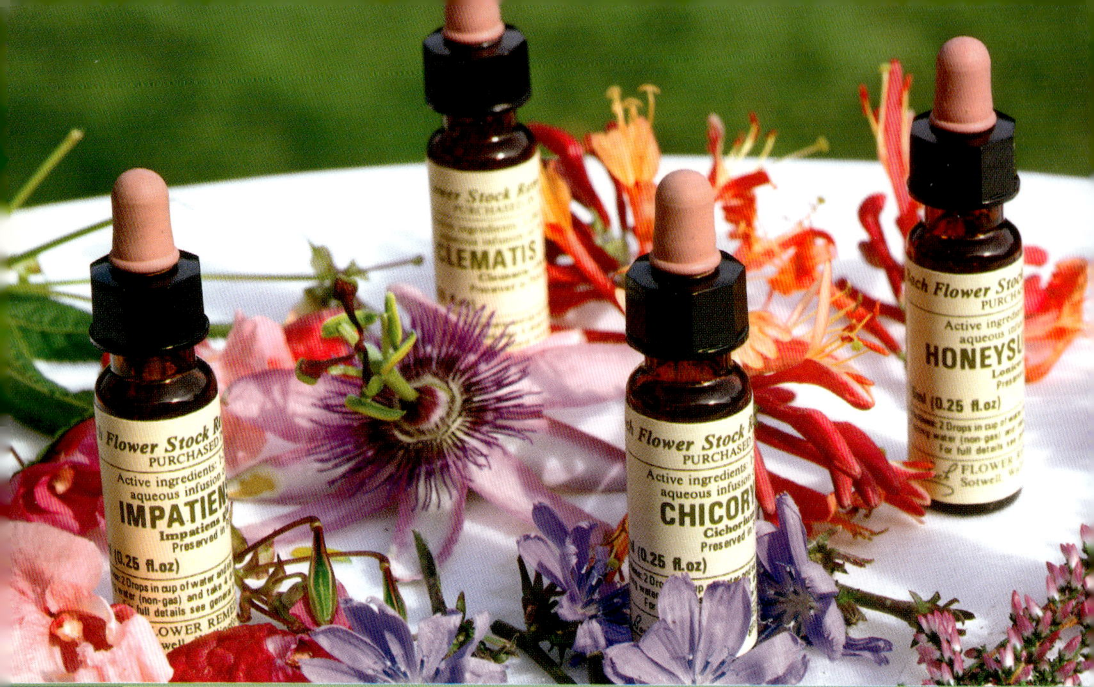

La thérapie de Bach

« Quand j'ai faim, je vais dans le jardin cueillir une pomme ; quand je suis anxieux, je prends une dose de Mimulus. » **Edward Bach**

La thérapie du Dr Edward Bach est une méthode douce et naturelle qui traite les émotions et les états d'âme négatifs temporaires, tout en travaillant dans la durée à l'épanouissement de la personne.

Cette thérapie ne permet de guérir ni les troubles mentaux, ni les pathologies physiologiques graves, si elles ont déjà entraîné des dommages fonctionnels. Mais vous pouvez tout de même y avoir recours pour soutenir les autres modes de traitement utilisés.

Les paragraphes sur la vie de Bach, sur son appréhension de l'être humain, sa conception de la maladie et les explications concernant le mode de fonctionnement de sa méthode ont volontairement été simplifiés et écourtés. Si vous vous intéressez à la pensée de Bach et aux fondements philosophiques de sa méthode, l'idéal est de vous procurer ses écrits.

Edward Bach

Edward Bach est un médecin anglais né en 1886 et mort en 1936. Il se distingua dès sa plus tendre enfance par sa grande sensibilité, son intuition exceptionnelle et son étroite affinité avec la nature. Adolescent, il passait des heures à se promener et à observer la faune et la flore. Si bien qu'il fut rapidement capable de nommer les fleurs et les herbes dès le stade le plus précoce de leur développement. À l'âge de 17 ans, il commença à travailler comme apprenti dans la fonderie de cuivre paternelle. Il y découvrit la difficulté de vivre des ouvriers, que les mauvaises conditions de vie et de travail rendaient souvent malades, mais qui n'avaient pas les moyens d'aller chez le médecin. Ayant eu l'intuition que l'état de stress psychologique dans lequel ils vivaient était en fait la cause profonde de ces maladies, et profondément ému par la détresse de ces gens, il décida de tenter de les aider d'une manière qui rendrait superflue l'intervention du médecin, car elle agirait avant même l'apparition de la maladie. Cette expérience est sans doute à la base de la quête qui lui fit chercher, sa vie durant, des remèdes que les gens pourraient s'administrer eux-mêmes.

Il commença ses études de médecine en 1906 et, sa formation terminée, se consacra d'abord à la recherche médicale. À cette époque, il découvrit la relation entre les symptômes d'une maladie chronique et certaines souches bactériennes présentes dans l'intestin. Il mit au point des vaccins qui permirent de guérir cette maladie.

À partir de 1918, il travailla dans un hôpital pratiquant l'homéopathie. Il y découvrit les enseignements de Samuel Hahnemann, le fondateur de l'homéopathie traditionnelle. Enthousiasmé par cette approche, il se servit de ses vaccins pour préparer des remèdes homéopathiques qui ne s'injectaient pas, mais que les patients pouvaient s'administrer eux-mêmes par voie orale.

Il fut ainsi amené à s'intéresser de plus en plus près au psychique, aux traits de caractère et aux états d'âme de chacun de ses patients, et à délaisser progressivement les symptômes purement physiques de leurs maladies. Il découvrit que chacun de ses remèdes correspondait à un état émotionnel spécifique. Mais une chose le gênait encore : le fait que ses remèdes proviennent de bactéries et non d'une source pure, naturelle. Ce fut le départ d'une nouvelle quête, celle de plantes capables d'agir sur l'état émotionnel de ses patients et de remplacer les médicaments employés jusque-là. En 1929, il découvrit ses trois premières fleurs au pays de Galles, et commença à les employer avec succès sur ses patients. Un an plus tard, il décida d'abandonner son cabinet de Londres pour s'installer au pays de Galles et se consacrer à sa recherche de plantes. Pour choisir ses plantes, il se laissait guider par une intuition de plus en plus fine. On raconte qu'il lui suffisait de toucher ou de goûter une fleur pour déterminer l'état émotionnel sur lequel elle allait agir positivement. À la fin, il avait recueilli 38 essences de fleurs qui, selon lui, pouvaient permettre de traiter tous les états émotionnels.

Les applications de la thérapie de Bach

Son expérience personnelle a conduit Bach à s'éloigner de la science médicale moderne parce qu'il était convaincu qu'elle ne s'attaquait pas à la maladie elle-même, mais qu'elle se concentrait exclusivement sur le traitement des symptômes physiques. Elle ne traitait donc que les conséquences visibles du mal, et non ses causes profondes. Pour Bach, les véritables causes des maladies qui nous affectent sont enfouies en nous ; dans nos dispositions négatives vis-à-vis de nous-mêmes et de la vie, dans nos faiblesses de caractère et nos insatisfactions profondes.

Sa conception de l'être humain

Bach avait une vision profondément religieuse de l'homme. Pour lui, ce dernier est une créature de Dieu : parfaite, heureuse, satisfaite et en bonne santé. Mais, les événements de sa vie (les expériences de son enfance, ses difficultés scolaires et professionnelles, ses conflits relationnels avec les autres, etc.) lui font progressivement oublier qu'il est un être unique, sans aucune raison d'être anxieux, découragé, désespéré ou insatisfait. Il oublie qu'il est investi de dons qui le destinent naturellement à tel ou tel métier. Il oublie qu'il est un individu irremplaçable et que le seul élément de comparaison existant avec les autres humains est précisément que ce sont aussi des hommes. Malgré ces oublis, l'homme n'a pas perdu son origine divine ; il ne s'en est pas détaché, il ne parvient seulement plus à s'en souvenir.

L'oubli et le souvenir de cette origine divine constituent pour Bach deux pôles opposés qui s'expriment dans les caractères particuliers de chaque être humain. L'oubli se traduit par exemple par de l'égoïsme, de l'insatisfaction, du découragement, un caractère influençable ou de la tristesse. Ces traits de caractère, Bach les a appelés « émotions négatives ». Le souvenir, au contraire, s'exprime dans le courage, la compréhension, la satisfaction ou l'amour.

Les devoirs de l'être humain

Pour Bach, l'être humain a pour devoir de chercher à développer les traits de son caractère qui lui permettent de rester toujours conscient de sa propre individualité, de prendre le bon chemin dans la vie et de le suivre sans jamais se laisser influencer, de faire preuve de compréhension dans ses relations avec les autres hommes, mais sans négliger ses propres besoins.

Le médecin anglais Edward Bach s'est inspiré de l'homéopathie traditionnelle.

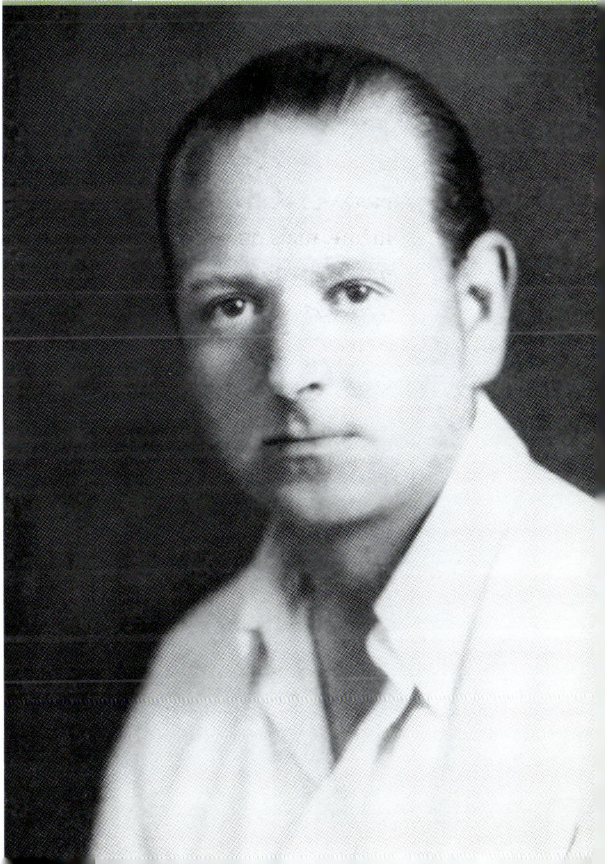

Nous n'avons généralement pas conscience de ces devoirs. Quand, parvenus à un certain âge, nous commençons à nous connaître un peu mieux, nous savons seulement que notre vie intérieure est déterminée par certains états d'âme récurrents. Selon notre caractère, nous nous sentons alors souvent découragés ou anxieux, agressifs ou insatisfaits, soucieux ou nerveux. Ces états d'âme, Bach les a appelés « symptômes émotionnels négatifs », tout simplement parce qu'ils naissent des « émotions négatives ».

Nous sommes tous capables d'établir facilement le lien de cause à effet, car nous vivons tous les jours des situations dans lesquelles nous ressentons nettement le manque, ou l'absence totale, d'un trait positif. Combien de fois oublions-nous notre individualité et nous sentons-nous inférieurs à l'autre ? Combien de fois perdons-nous notre objectif des yeux et nous laissons-nous convaincre par l'autre de nous charger de tâches qui ne correspondent pas à nos capacités ? Combien de fois nous sentons-nous découragés ou amers, parce que nos vœux égoïstes ne se réalisent pas ? Combien de fois restons-nous fièrement sur nos positions quand il s'agit de gérer ensemble un conflit difficile avec les autres, alors que nous nous sentons ensuite seuls ou incompris ?

L'amour de la nature et l'intuition du Dr Edward Bach ont été à la base de l'efficacité de sa méthode.

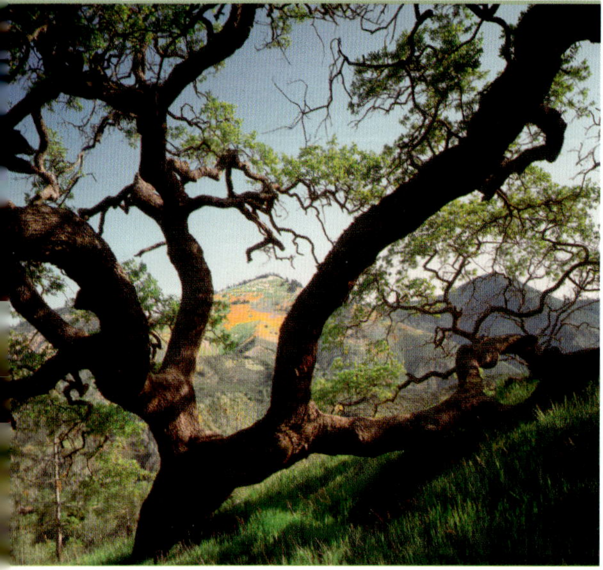

Ces symptômes émotionnels nous signalent que quelque chose ne va pas chez nous. Mais ils nous indiquent aussi la direction dans laquelle il nous faut travailler sur nous-mêmes.

Si vous vous sentez souvent délaissé, incompris et dépassé, par exemple, vous trahissez par ces symptômes votre orgueil ou votre égoïsme. Pour Bach, votre devoir est de vous débarrasser de cet égoïsme, et de développer les traits positifs de la tolérance et de la compréhension.

Mais il arrive souvent que nous ne parvenions pas à nommer ces sentiments de délaissement, d'incompréhension et de dépassement. Nous ressentons seulement une sorte de malaise, une tension intérieure, et nous réagissons avec agressivité. Mais même ces sensations fugitives peuvent nous aider, car elles nous obligent à nous pencher sur nous-mêmes et à nous considérer dans un contexte plus large. Il suffit de faire le chemin inverse : depuis ces sensations fugitives jusqu'aux états d'âme les plus intimes, dont nous souffrons souvent jusqu'à ce que nous découvrions les traits négatifs (égoïsme, désespoir ou incapacité à aimer) qui sont à l'origine de tous nos conflits et tensions intérieurs.

Mais dès que nous aurons commencé à développer les traits de caractère qui nous faisaient défaut et à surmonter nos traits négatifs, beaucoup de nos émotions et sensations intérieures quotidiennes se transformeront.

En bref

La représentation qu'avait Bach de l'être humain et les bases de sa thérapie par les élixirs de fleurs peuvent paraître très vastes et très compliquées à première vue.

Pour faciliter votre compréhension, les différents aspects de sa perception de l'humanité ont été résumés comme suit :

- Nous sommes tous d'origine divine et participons à la perfection et à l'harmonie divine.
- Nos conditions de vie font que nous développons des traits de caractère négatifs comme la peur, le désespoir, l'égoïsme. Ces traits particuliers ont été baptisés « émotions négatives » par Bach.
- Les émotions négatives conduisent à des symptômes comme l'anxiété, l'irritabilité ou le désespoir. Ces symptômes, Bach les appelle « symptômes émotionnels négatifs ». En général, nous mettons du temps à les remarquer ; ces états d'âme sont profondément ancrés dans notre for intérieur.

- Notre humeur quotidienne traduit ces symptômes et ces émotions, qui nous apparaissent souvent comme confus, flous, changeants et indéfinissables, comme une tension intérieure, un sentiment de malaise ou de désintérêt.

Cette conception des liens qui existent entre les différents niveaux internes de l'être humain n'est évidemment pas à prendre au pied de la lettre ; les frontières entre les différents « niveaux » (les émotions), leurs symptômes et les sentiments fugitifs sont mouvants. Il peut par exemple arriver que vous preniez subitement conscience de votre état d'âme (l'égoïsme, par exemple) suite à un petit événement de votre vie quotidienne. Cette révélation peut effrayer de prime abord. Mais soyez-en reconnaissant, car elle vous permettra peut-être de découvrir que cet état d'âme est à la source du sentiment de solitude dont nous souffrons tous de temps en temps sans savoir pourquoi.

La cause des maladies

Pour Bach, les émotions négatives sont les véritables causes des affections corporelles. Les symptômes de ces états d'âme peuvent donc aussi être les signaux d'une maladie qui couve dans notre organisme. Un sentiment de peur constant, par exemple, provoque des tensions et des crispations internes qui gênent le fonctionnement normal des organes. Cela conduit tôt ou tard à un ulcère à l'estomac, à des troubles digestifs ou à d'autres maux. Mais nous ne devons pas attendre sans rien faire. La maladie ne se déclarera peut-être pas tout de suite, mais la graine est là, et elle grandira si nous ne parvenons pas à surmonter nos émotions négatives.

La thérapie mise au point par Bach revêt donc une importance particulière puisqu'elle considère que le développement de notre personnalité (par un travail sur notre caractère) nous assure en même temps une protection contre les maladies physiques.

Cette thérapie peut être utilisée comme soutien quand la maladie est déjà déclarée, car une maladie à laquelle on supprime ce qui l'alimente (les émotions négatives) peut régresser, voire même guérir totalement, si l'homme recouvre sa santé intérieure, à condition, évidemment, que les organes ou les tissus n'aient pas encore été affectés (arthrose ou cirrhose du foie, par exemple).

Les bienfaits des élixirs de fleurs

La préoccupation de Bach était donc de découvrir des remèdes naturels capables de traiter les états d'âme de n'importe quel être humain. Ses convictions religieuses le portaient à croire qu'il existait dans la nature un remède pour chaque souffrance physique ou morale.

Bach mit au point des procédés (cf. page 17) pour extraire l'essence des 38 plantes qu'il avait découvertes. Il les essaya sur lui-même et sur de nombreuses autres personnes, et en constata l'efficacité.

La prise d'élixirs de fleurs peut nous aider dans bien des situations à réduire ou à éliminer les symptômes émotionnels qui surgissent de manière passagère ou plus durable.

Si vous êtes anxieux avant un examen, par exemple, prenez l'essence qui permet d'atténuer cette émotion et vous vous sentirez mieux, tout simplement parce que libéré de cette anxiété, vous reprendrez courage et confiance en vos capacités. Dans cet état d'esprit, il est probable que vous réussirez votre examen.

La photographie Kirlian montre l'efficacité des fleurs de Bach.
Elle révèle les images oscillantes des fleurs.

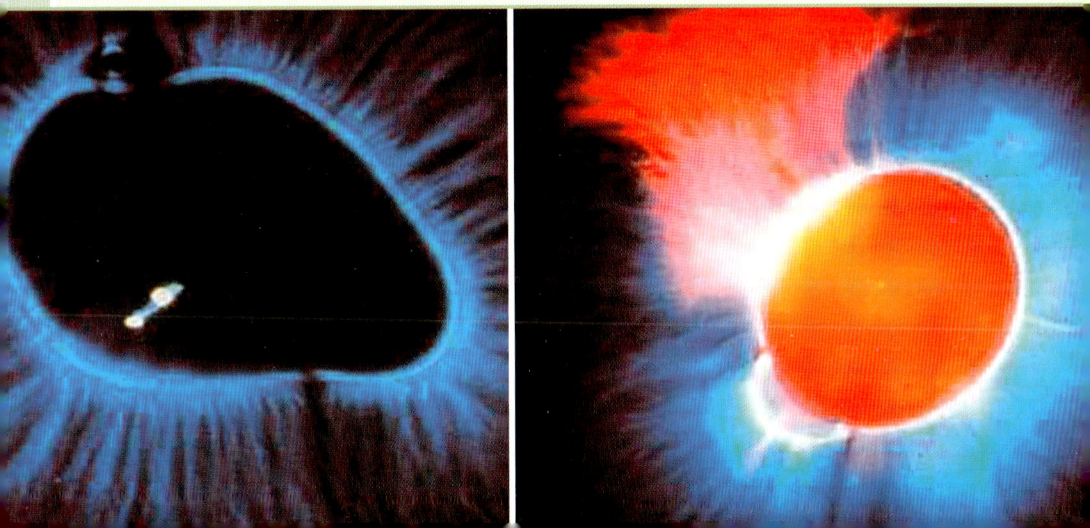

Si vous cherchez à travailler votre développement personnel, peut-être tout simplement parce que vous êtes anxieux, que ce soit avant un examen, une discussion importante ou après une dispute avec votre conjoint, la prise régulière d'élixirs de fleurs peut vous aider à surmonter les peurs que vous aurez identifiées, voire même à les transformer en courage.

Une aide immédiate et une évolution durable

Les essences de fleurs nous permettent de nous rasséréner dans certaines situations, et donc de mieux les dominer. Mais elles nous aident aussi à travailler sur nous-mêmes pour développer certains traits de caractère qui nous font défaut, ou pour mettre en sourdine ceux qui nous gênent.
Beaucoup de gens traités par les fleurs de Bach peuvent témoigner d'une évolution positive et durable de leur harmonie interne.

Mécanisme et mode de fonctionnement

Si l'expérience montre que les fleurs de Bach peuvent agir directement sur le psychisme des êtres humains et des animaux, on ne sait en revanche toujours pas expliquer comment s'opère ce changement d'humeur. Les techniques d'analyses actuelles les plus perfectionnées ne permettent pas de mettre en évidence les principes chimiques des élixirs de fleurs.
Nous ne pouvons donc que supposer que ces élixirs fonctionnent de manière physiologique comme les dilutions homéopathiques, c'est-à-dire par la transmission d'informations.
Pour les lecteurs sceptiques : les fleurs de Bach sont efficaces, même quand on ne croit pas à leurs pouvoirs curatifs. Les nourrissons, les personnes inconscientes, les animaux et les plantes peuvent tous être traités avec succès.

Quand utiliser les fleurs de Bach ?

Les fleurs de Bach ont un vaste domaine d'application. Elles sont utiles :
- dans tous les cas d'urgence ;
- en cas de mauvais état psychologique ou de troubles physiologiques ;
- en prévention contre les maladies ;
- pour renforcer l'harmonie intérieure par le développement personnel ;
- pour traiter les enfants.

La fabrication des élixirs

Les élixirs sont toujours fabriqués en Angleterre selon les deux méthodes mises au point par le Dr Bach : la dynamisation solaire et la décoction.

- La première consiste à cueillir les fleurs à l'apogée de leur floraison par une journée ensoleillée et un ciel sans nuages, et à les poser dans un récipient en verre empli d'eau de source. Le récipient reste trois ou quatre heures au soleil, de préférence à proximité de l'endroit où pousse la plante. Quand les fleurs commencent à se flétrir, on les retire précautionneusement. Le liquide est immédiatement mélangé à de l'alcool à 40 %. Un peu plus tard, il est dilué avec de l'eau dans une proportion de 1 pour 20 et mis en flacons pour la conservation (*stock bottles*).
- La seconde est utilisée pour les fleurs qui s'épanouissent très tôt dans l'année et que l'énergie solaire, encore insuffisante, ne permet pas de dynamiser. Les fleurs, les tiges et les feuilles de la plante sont placées dans une casserole émaillée avec de l'eau de source et mises à frémir à petits bouillons pendant 30 minutes, jusqu'à ce qu'elles soient flétries. Le mélange refroidi est filtré, puis conservé et traité de la même manière que dans la méthode précédente.

Edward Bach a mis au point la méthode de la « solarisation » pour préparer ses élixirs de fleurs.

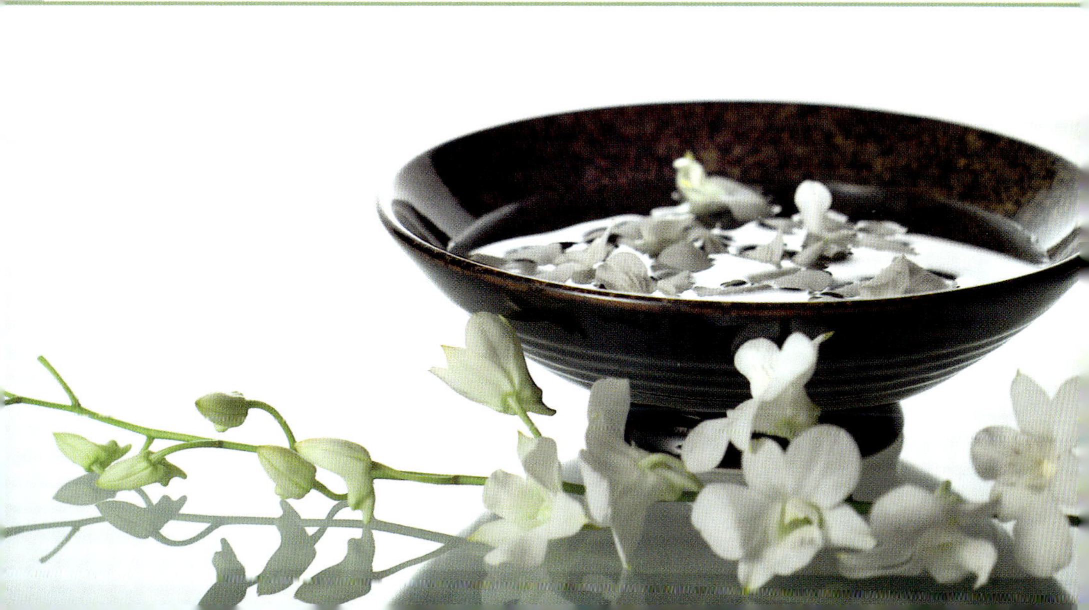

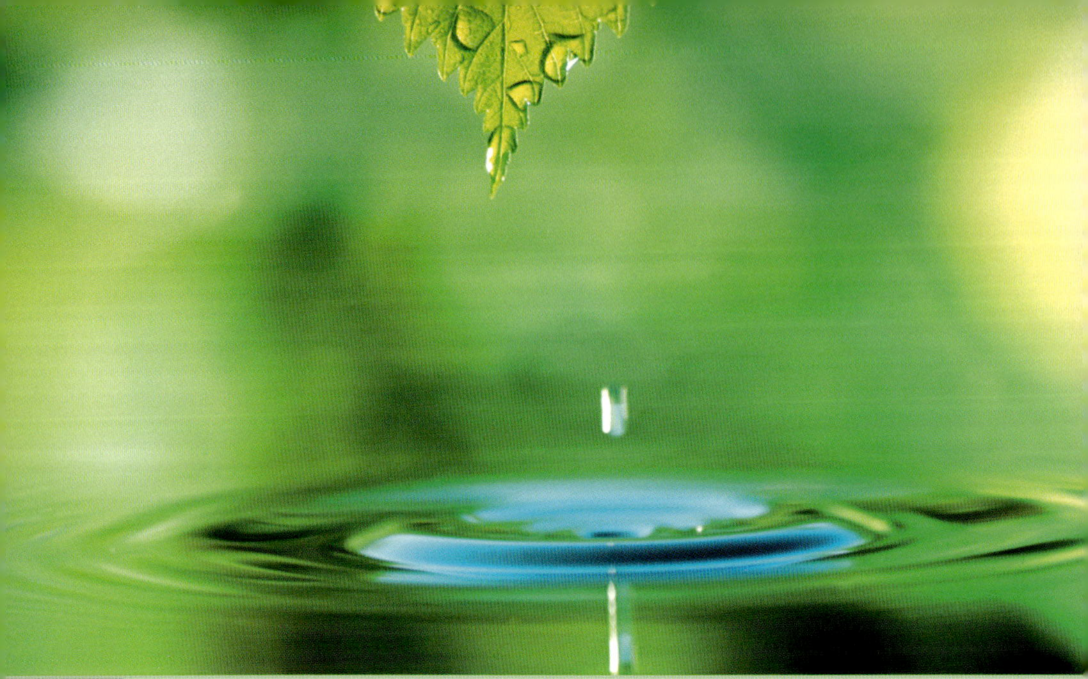

Guide de sélection des fleurs

La fleur ou le mélange de fleurs à administrer dépend du caractère de la personne et de la situation à laquelle elle est confrontée.

Pour trouver les fleurs qui vous correspondent, lisez avec soin, et au calme, la description des 38 essences de fleurs et essayez d'identifier celles qui correspondent à votre cas précis en vous livrant à un auto-interrogatoire préalable. Les pages suivantes exposent en détail la marche à suivre pour parvenir à cette identification.

Cette procédure (et par conséquent le choix des élixirs) n'est en fait pas la même selon l'effet recherché. Elle varie en fonction du domaine d'application des élixirs, lequel est détaillé dans les rubriques suivantes :

- Situations d'urgence
- États psychiques négatifs
- Troubles physiologiques
- Prévention des maladies

- Développement personnel
- Troubles psychiques ou physiologiques persistants

Reportez-vous directement à la procédure qui correspond à votre situation ou à vos besoins précis. Si vous venez de vivre une séparation, par exemple, et que vous vous sentez en état de bouleversement affectif, rendez-vous au paragraphe intitulé « Crise psychique aiguë » pour trouver les essences correspondantes. La démarche à suivre pour bien choisir « vos » fleurs y est expliquée en détail. En ce qui concerne le traitement des enfants, veuillez vous reporter aux pages 118 à 121.

Situations d'urgence

Si vous avez besoin d'une aide immédiate parce que vous avez subi un choc émotionnel ou corporel et que votre équilibre psychologique a été fortement ébranlé, prenez le « remède d'urgence ». Pour en savoir plus sur l'utilisation de ce mélange de cinq fleurs, reportez-vous au chapitre intitulé « Remède d'urgence » (cf. page 113).

États psychiques négatifs

Si vous avez choisi cette rubrique, c'est que vous ressentez un profond mal-être, mais que vous n'avez aucun mal à en parler et à exprimer votre détresse. L'auto-interrogatoire indispensable à l'identification de vos fleurs spécifiques ne devrait donc pas vous poser de problème.

Auto-interrogatoire

1 Écrivez la phrase suivante sur une feuille de papier :

- « En ce moment, je me sens… »

2 Complétez cette phrase avec tous les mots qui semblent décrire le mieux votre état actuel.

Si vous parcourez ce livre pour la première fois, voici un exemple pratique qui devrait vous aider :

Exemple

Si vous vivez une séparation, vous pourriez écrire :

- Je me sens… las – triste – désespéré – fatigué – vidé - malheureux – délaissé

La liste de ces émotions négatives va servir de base pour le choix des essences de fleurs les plus utiles dans la situation présente. Le choix se fait à l'aide du répertoire alphabétique situé aux pages 28 à 47. En cherchant le mot « désespéré », par exemple, vous trouverez les essences correspondant à cet état (voir « Comment utiliser le répertoire », page 24).

Troubles physiologiques

Si vous souffrez de troubles organiques chroniques ou aigus, les fleurs de Bach peuvent vous soulager, voire parfois améliorer nettement votre état.

Comme vous le savez maintenant, les fleurs de Bach agissent sur le psychisme. Les troubles physiologiques sont souvent la conséquence de surcharges psychiques ou d'états émotionnels négatifs. Si vous êtes sujet aux angoisses ou que vous vous mettez souvent en colère, il se peut que vous souffriez de troubles gastriques ou digestifs, par exemple. Dans ce cas, un traitement par les fleurs de Bach peut vous soulager. Choisissez des élixirs qui vous aident à surmonter vos peurs ou à anéantir vos rancœurs. Les symptômes physiologiques diminueront alors, ou disparaîtront peut-être même totalement. Cela ne vaut néanmoins que s'il s'agit de troubles fonctionnels, et non de maladies physiologiques graves où les organes seraient déjà atteints.

On peut aussi traiter les maux de tête, les tensions, les troubles cardiaques ou l'insomnie avec les fleurs de Bach.

Mais avant d'entreprendre un traitement en automédication, il faut toujours consulter un médecin pour déterminer si les troubles fonctionnels observés ne sont pas d'origine organique. S'ils le sont, il est indispensable de traiter la maladie par les moyens allopathiques traditionnels. Un mal de tête n'est pas toujours provoqué par le stress, il peut aussi l'être par une tumeur !

Mais les fleurs de Bach peuvent aussi aider dans les cas d'affections chroniques avec altérations physiologiques, comme les rhumatismes, car ce type de maladie entraîne souvent des états émotionnels négatifs comme le découragement ou l'amertume. La prise d'élixirs adaptés permet de surmonter ces états ou, au moins, de les atténuer, si bien que vous vous sentez globalement mieux malgré la maladie. Pour trouver les fleurs qui vous conviennent, reportez-vous aux paragraphes « États psychiques négatifs » (page 19) et/ou « Troubles psychiques ou physiologiques persistants » (page 22).

Prévention des maladies

L'idée du Dr Bach était que nous restons en bonne santé tant que nous vivons en harmonie avec nous-mêmes, c'est-à-dire dans un état où nous nous sentons bien psychiquement et où nous sommes exempts d'émotions négatives comme les angoisses, les soucis ou le découragement. Cette conception est aujourd'hui confirmée par les recherches scientifiques.

Notre système immunitaire est lié à notre psychisme et réagit à nos humeurs. Les pensées et les émotions positives renforcent donc nos défenses, tandis que les « idées noires » les affaiblissent.

Donc, si vous voulez faire quelque chose pour votre santé, essayez de découvrir quel est votre état psychique. Si vous avez souvent des pensées ou des sentiments négatifs, ou que vous êtes enclin à vous faire du souci à propos de tout et de rien, vous devriez renforcer votre harmonie intérieure avec les fleurs de Bach appropriées. Pour cela, reportez-vous au paragraphe « Développement personnel » ci-après.

Développement personnel

Si vous avez choisi cette rubrique, c'est que vous faites probablement partie des gens qui se connaissent plutôt déjà bien, qui ont conscience de leurs émotions et qui parviennent à les décrire. Pour poursuivre le développement de votre personne, vous allez devoir prendre conscience des traits fondamentaux de votre être. C'est la seule manière de vous libérer des modèles comportementaux et des états émotionnels négatifs qui subsistent. Un auto-interrogatoire honnête vous aidera à reconnaître les symptômes émotionnels négatifs récurrents et à choisir les bons élixirs.

Auto-interrogatoire

1 Écrivez la phrase suivante sur une feuille de papier :
- « Je me sens souvent… »

2 Complétez la phrase avec tous les mots qui semblent décrire le mieux les aspects négatifs récurrents de votre état d'âme.

Exemple
- Je me sens souvent…
  agressif – impatient – intolérant – malléable – incompris

La liste de ces traits de caractère reflète une partie de votre être et sert de base pour le choix des élixirs de fleurs qui vous aideront à poursuivre votre épanouissement personnel. Le choix se fait à l'aide du répertoire alphabétique à partir de la page 28 (voir « Comment utiliser le répertoire », page 24).

Troubles psychologiques ou physiologiques persistants

Si vous avez opté pour ce paragraphe, cela fait longtemps que vous ressentez un mal-être, que des symptômes physiques ou des troubles psychiques sont apparus et vous avez besoin d'une aide urgente.
Pour vous aider à trouver « vos » essences de fleurs, vous devez d'abord essayer de déterminer le plus clairement possible quels sont les symptômes émotionnels négatifs ou les faiblesses de votre caractère qui vous torturent. Ce n'est pas toujours très aisé ; l'auto-interrogatoire facilite les choses.

Auto-interrogatoire

1 Écrivez les phrases suivantes sur une feuille de papier :
- « En ce moment, je me sens… »
- « Je me sens souvent… »

2 Complétez ces phrases avec tous les mots qui semblent décrire le mieux les aspects négatifs récurrents de votre état d'âme.

Essayez d'être aussi sincère que possible ; plus vous serez précis dans la description de vos sentiments et traits de caractère, et mieux les élixirs choisis vous correspondront.

Exemple

- « En ce moment, je me sens... »
  déçu – amer – fatigué – las
- « Je me sens souvent... »
  impatient – amer – désespéré – anxieux – jaloux

La liste décrit votre état d'âme actuel et fournit en même temps des indications sur les traits fondamentaux de votre caractère (il est donc possible que le même adjectif apparaisse deux fois). Le choix des élixirs de fleurs se fait à l'aide du répertoire alphabétique à partir de la page 28 (voir « Comment utiliser le répertoire », page 24).

Pour l'auto-interrogatoire, il vous faudra un peu de temps et de calme, mais aussi le courage d'être honnête.

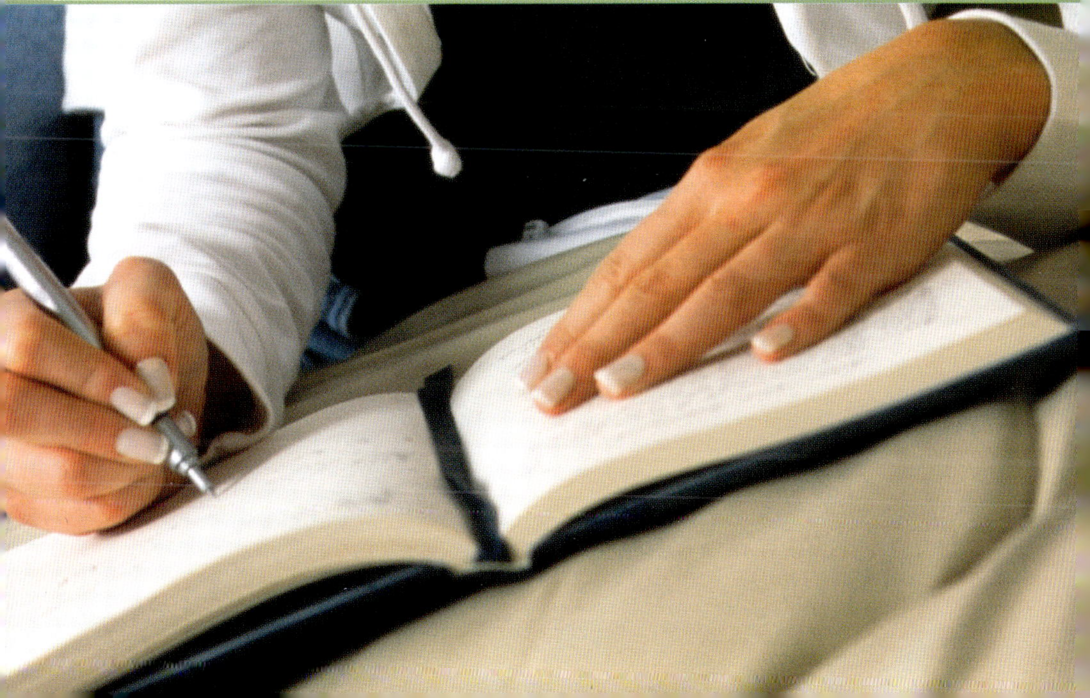

Structure du répertoire

Le répertoire est une liste (non exhaustive) des symptômes émotionnels, pour la plupart négatifs, classés par ordre alphabétique. Dans la colonne de droite, vous trouverez le nom du ou des élixir(s) qui vous permettront de surmonter cet état.
Ce répertoire est très pratique pour trouver rapidement les élixirs qui conviennent, car il établit une première sélection et évite ainsi d'avoir à lire la description complète de toutes les essences. Cela étant, prenez tout de même le temps de lire au calme les explications sur les fondements de la thérapie et les descriptions dans leur ensemble.

Comment utiliser le répertoire

Si vous voulez débuter cette thérapie, commencez par vous familiariser avec le répertoire. Vous vous apercevrez qu'en face de certains symptômes émotionnels ne figure qu'une seule fleur, tandis que d'autres en ont plusieurs. Cela signifie que, selon le cas, une seule ou plusieurs fleurs sont applicables.

Exemple

• Maîtrise de soi	Holly
• Déstabilisé	Cerato, Larch, Scleranthus
• Hésitant	→ Incertain

Certains groupes sont détaillés en états émotionnels plus précis pour permettre une sélection plus étroite.

Exemple

On est facilement vexé, blessé :

• Parce qu'on attend un remerciement qui ne vient pas.	Chicory
• Parce qu'on se sent mis à l'écart.	Chicory, Willow
• Parce qu'on est blessé dans son amour-propre.	Heather

Si plusieurs essences de fleurs correspondent, reportez-vous à leurs descriptions respectives (à partir de la page 49) pour déterminer laquelle convient le mieux à votre cas précis. En général, la liste établie lors de l'auto-interrogatoire comporte plusieurs états émotionnels et/ou traits de caractère négatif.

Avant d'aller chercher dans le répertoire les correspondances aux symptômes négatifs que vous avez notés, vérifiez si certains mots de la liste ne décrivent pas votre corps ou votre aspect extérieur.

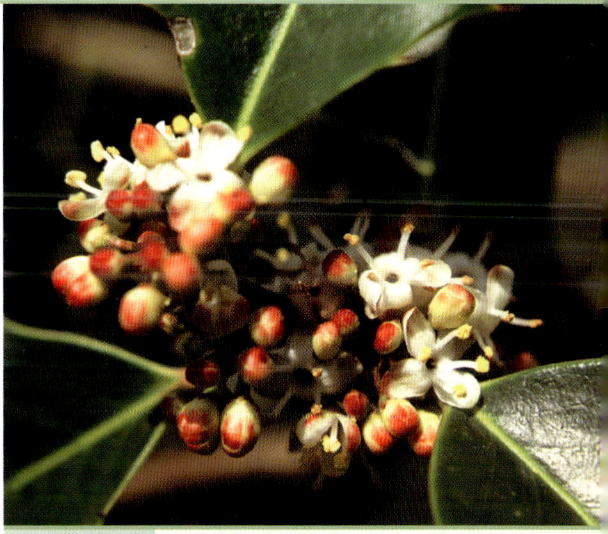

Holly : l'un des élixirs fondamentaux.

Exemple

- « En ce moment, je me sens… trop gros, horrible, laid. »

Ces mots sont certes négatifs, mais ils ne décrivent pas des états émotionnels et ne figurent donc pas dans le répertoire.

Comment exploiter la liste des symptômes

Une fois les symptômes émotionnels de votre liste repérés dans le répertoire, reportez le nom de la ou des fleur(s) en face de chaque mot-clé de votre liste.

Il arrive parfois que le mot que vous avez utilisé ne figure pas dans le répertoire. Essayez simplement de le remplacer par un mot synonyme du répertoire.

Toutes les fleurs qui apparaissent sur votre liste sont applicables à votre cas. Les essences qui sont mentionnées plusieurs fois sont probablement essentielles pour vous, mais n'oubliez pas qu'il ne s'agit que d'une présélection, et que leur emploi ne doit pas être systématique. Pour savoir laquelle vous convient vraiment, lisez avec attention et en totalité les fiches descriptives détaillées (à partir de la page 49). Essayez de vous limiter à six ou sept essences, car la prise de plus de six élixirs n'a pas de sens hormis la première fois.

Que faire en cas de doute ?

Il peut arriver que vous ne trouviez pas de fleur, ou au contraire, que vous en trouviez trop et que vous ne sachiez que faire.

• Vous n'avez sélectionné aucune fleur

Si aucune des 38 essences de fleurs ne semble vous correspondre, et si vous vous sentez en bonne santé et bien dans votre peau, c'est que vous n'avez pas besoin des fleurs de Bach pour le moment.
Mais si vous êtes malheureux et que vous sentez que vous avez besoin d'un traitement, c'est probablement que votre autodiagnostic est insuffisant. Vous pouvez demander de l'aide à vos parents ou amis pour le compléter ou vous adresser à un thérapeute expérimenté.

• Vous avez sélectionné plus de sept fleurs

L'ancienne littérature sur le sujet préconisait le mélange d'au maximum trois à six essences. L'expérience montre cependant que l'équilibre émotionnel étant de nos jours souvent fortement perturbé, il est possible de mélanger jusqu'à dix essences lors de la première prise.

• **Si vous devez réduire le nombre des essences**, essayez de vous concentrer sur vos émotions négatives les plus vives. Leur nombre est généralement inférieur à six. Complétez-les ensuite par deux ou trois essences correspondant plutôt à des états « chroniques ».

• **Les essences de fleurs correspondant aux situations de crise sont principalement** : Elm, Gorse, Hornbeam, Olive, Rock Rose, Sweet Chestnut et White Chestnut.

Fleurs complémentaires

L'expérience montre que différents symptômes émotionnels négatifs se manifestent généralement en même temps. Par exemple :

- Peur de l'examen et sentiment d'infériorité
- Impatience et intolérance
- Désespoir et sentiment de culpabilité

Ces symptômes peuvent simplement coexister ou se conditionner mutuellement. Dans les deux cas, il est important de prendre un mélange des essences de fleurs correspondantes, parce que leur action sera ainsi complémentaire.

C'est particulièrement important si vous ne trouvez qu'une ou deux essences qui vous correspondent. Si vous en avez choisi plusieurs, il est probable que les fleurs complémentaires en font déjà partie.

Vous trouverez des conseils sur l'utilisation des fleurs complémentaires dans les fiches descriptives à partir de la page 49. Ces conseils sont purement indicatifs et n'ont aucun caractère d'exhaustivité. À vous de vérifier quelles sont les fleurs, parmi celles mentionnées, qui conviennent à votre situation. Il est fort possible qu'il n'y en ait aucune. Dans ce cas, restez-en simplement à celles que vous avez choisies en premier lieu.

Les fleurs complémentaires peuvent renforcer l'effet des fleurs préalablement sélectionnées.

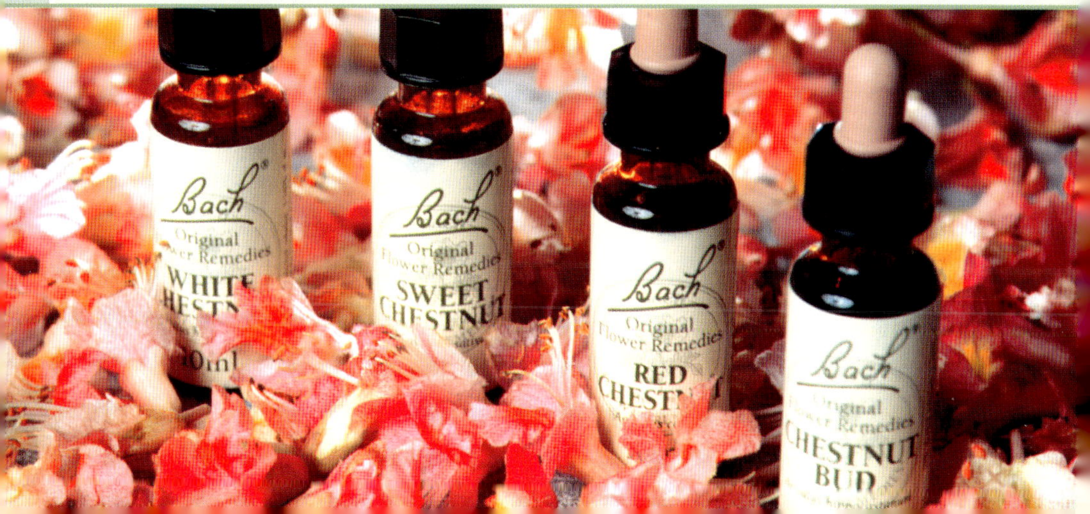

RÉPERTOIRE

Symptôme émotionnel	Description	Fleurs
À bout	On se sent au bout du rouleau. → Épuisé → Désespéré	
À cran	→ Susceptible	
Abandonner	• On abandonne difficilement. • On a tendance à abandonner rapidement. • On a tendance à s'abandonner soi-même.	**Oak** **Gentian, Larch, Wild** **Wild Rose**
Abattu	→ Mélancolique → Déprimé	
Absent	On semble toujours absent : • Parce qu'on est totalement épuisé. • Parce qu'on est obnubilé par les mêmes pensées. • Parce qu'on rêve. • Parce qu'on pense au passé.	 **Olive** **White Chestnut** **Clematis** **Honeysuckle**
Accapareur	On s'accapare la propriété d'autrui.	**Chicory**
Accepter	• On est incapable de s'accepter. • On est incapable d'accepter autrui. • On est incapable d'accepter son destin.	**Larch** **Beech, Vine** **Willow**
Accommodant	On est trop accommodant : • Parce qu'on se sent inférieur. • Par peur des conflits. • Parce qu'on ne sait pas dire non.	 **Larch** **Agrimony** **Centaury**
Agité		**Agrimony, Heather, Impatiens, Red Chest Scleranthus**
Agressif		**Holly, Impatiens, Wil**
Ambitieux	• On est trop ambitieux. • On n'est pas assez ambitieux.	**Rock Water, Vervain, V** **Clematis, Wild Rose**
Amer		**Holly, Willow**
Amis	On a du mal à se faire des amis : • Parce qu'on est trop flatteur.	 **Scleranthus**

nptôme otionnel	Description	Fleurs
ıis (suite)	• Parce qu'on veut toujours tout diriger.	Vine
	• Parce qu'on cherche toujours à convaincre.	Vervain
	• Parce qu'on critique trop.	Beech
	• Parce qu'on ne parle que de soi.	Heather
	• Parce qu'on est inaccessible.	Water Violet
	• Parce qu'on est farouche et timide.	Larch, Mimulus
athique	→ Indifférent	
rogant	• On donne une impression d'arrogance parce qu'on est réservé.	Water Violet
	• On considère les autres comme des incapables.	Beech, Rock Water, Vine
sommer	On assomme autrui par des questions incessantes.	Cerato
sumer	On se sent incapable d'assumer davantage des responsabilités :	
	• Parce qu'on est totalement épuisé.	Hornbeam, Olive
	• Parce qu'on est découragé.	Sweet Chestnut
	• Parce qu'on est déprimé. → Déprimé	
ention	On a besoin d'attention.	Chicory, Heather
tocomplaisant		Chicory, Heather
tonome	On n'est pas autonome :	
	• On demande sans arrêt ce qu'on doit faire.	Cerato
	• On ne se fait pas confiance, on demande à autrui d'assumer ses tâches, par exemple.	Larch
toritaire	• On ne tolère aucune contradiction.	Vine
	• On se sent investi d'une mission : il faut convaincre.	Vervain
ɔir le dernier mot	On veut toujours avoir raison.	Vine
soin	• On ne veut pas faire mal à autrui.	Centaury
armonie	• On se sent physiquement mal à l'aise en cas de dispute.	Agrimony

Symptôme émotionnel	Description	Fleurs
Blessé	On se sent blessé.	Chicory, Larch, Willo
Bloqué	On a le sentiment d'être bloqué.	Honeysuckle, Star of Bethlehem
Broutilles	On se vexe pour des broutilles.	Crab Apple, Beech
Cauchemars	On a des cauchemars :	
	• Dus à de terribles événements.	Rock Rose, Star of Bethlehem
	• Dus à un sentiment de culpabilité.	Pine
	• Sans raison apparente.	Aspen
Centre du monde	On veut toujours être le centre du monde.	Chicory, Heather
Châteaux en Espagne	On fait rapidement des châteaux en Espagne.	Clematis
Coincé	Dans ses relations avec les autres	Larch, Mimulus, Water Violet
Compagnie	On a besoin de compagnie. → Seul	
Complexe d'infériorité		Elm, Larch, Pine
Confiance	Manque de confiance → Douter	
Confiance en soi	On manque de confiance en soi. → Complexe d'infériorité	
Conscience	On a vite mauvaise conscience	Pine
Consolation	• On a beaucoup besoin de se faire consoler.	Chicory, Heather
	• On refuse de se faire consoler.	Water Violet
Convaincre	• On se laisse facilement convaincre.	Centaury, Cerato, Larc Scleranthus
	• On veut convaincre autrui.	Chicory, Vervain, Vine
Crise de nerfs	On est proche de la crise de nerf	Cherry Plum, Oak, Ve
Crispé	On se sent crispé, tendu.	Agrimony, Impatiens, Rock Water, Vervain, V
Critique	• On supporte mal la critique.	Chicory, Larch, Pine
	• On est critique :	
	– vis-à-vis des autres.	Beech, Chicory, Vine
	– vis-à-vis de soi-même.	Larch, Pine, Rock Wat

nptôme otionnel	Description	Fleurs
ıel	Avec les gens et les animaux	**Holly, Vine**
ıpable	• On se sent fautif.	**Pine**
	• On pense que les autres sont fautifs.	**Willow**
ns la lune	→ Absent	
chiré	On se sent déchiré intérieurement.	**Centaury, Cherry Plum, Scleranthus**
connecté	On a du mal à se déconnecter d'une idée, on a des idées fixes.	**White Chestnut, Vervain**
couragé	On est vite découragé :	
	• Face aux difficultés.	**Elm, Gentian, Willow**
	• Face à tout ce qui est nouveau.	**Larch**
çu	• Quand le remerciement attendu ne vient pas	**Chicory**
	• Parce qu'on attendait davantage de la vie	**Willow**
	• Par des échecs	**Gentian**
goûté	De la saleté et de la sueur	**Crab Apple**
laissé	On se sent délaissé dans son malheur.	**Chicory, Star of Bethlehem, Willow**
missionnaire	On se sent démissionnaire.	**Chicory, Willow**
pendant	• On dépend de l'avis d'autrui.	**Centaury, Cerato, Larch**
	• On rend autrui dépendant à cause de sa sollicitude.	**Chicory**
primé	• En raison de difficultés ou d'un échec	**Gentian**
	• Sans raison	**Mustard, Wild Rose**
	• Parce qu'on a un sentiment de culpabilité	**Pine**
	• Parce que la vie n'a pas de sens	**Wild Oat**
	• Parce que tout semble désespéré	**Gorse**
	• Parce qu'on n'arrive pas à prendre une décision	**Scleranthus**
	• Avec un sentiment d'amertume	**Willow**
	• Parce qu'on se sent toujours inférieur	**Larch**
	• Parce qu'on ne parvient pas à se défaire de souvenirs tristes ou mauvais	**Honeysuckle, Star of Bethlehem**

Symptôme émotionnel	Description	Fleurs
Déprimé (suite)	• Parce qu'on a perdu des personnes ou des animaux chers	Star of Bethlehem
Désavantagé	On se sent constamment désavantagé.	Willow, Chicory
Désemparé	• On ne sait pas quoi faire.	Cerato, Scleranthus, Wild Oat
	• On a peur de faire une bêtise. → S'imposer	Larch
	• On cherche souvent conseil auprès d'autrui.	Cerato
Déséquilibré		Scleranthus
Désespéré	• On se sent désespéré.	Agrimony, Gorse, Oa Pine, Sweet Chestnut, Wild Rose
	• On est désespéré :	
	– Parce qu'on a le sentiment d'être surmené.	Elm
	– Parce qu'on pense avoir fait des erreurs.	Pine
	– Parce qu'on a subi des chocs psychologiques.	Star of Bethlehem
	– Parce qu'on croit qu'on ne peut plus tenir.	Sweet Chestnut
Désordre	• On ne supporte pas le désordre.	Crab Apple, Rock Wa Vine
	• On provoque le désordre.	Chestnut Bud, Clema Scleranthus
Désorienté		Scleranthus, Wild Oa
Déstabilisé	On se sent souvent déstabilisé.	Cerato, Larch, Scleran
Devenir fou	On a peur de perdre la raison.	Cherry Plum
Difficultés d'apprentissage	• Dues à un manque de motivation	Wild Rose
	• Dues à la crainte d'échouer	Larch, Mimulus
	• Parce qu'on ne tire pas de leçons de ses erreurs → Manque d'attention	Chestnut Bud
Difficultés relationnelles	On a des contacts difficiles :	
	• Par peur d'un refus.	Larch
	• Parce qu'on donne l'impression d'être aigri.	Willow
	• À cause de « barrières intérieures ».	Water Violet
	• À cause de préjugés.	Beech

ıptôme otionnel	Description	Fleurs
·lomate	On est peu ou pas diplomate :	
	• Parce qu'on est impatient.	**Impatiens**
	• Parce qu'on est trop direct.	**Rock Water, Vine**
cipline	Trop dure et inflexible, contraire à la vie	**Rock Water, Vine**
persé	On ne parvient pas à établir de priorités.	**Crab Apple**
trait	On manque d'attention :	**Chestnut Bud**
	• Parce qu'on va trop vite en pensée.	**Clematis**
	• Parce qu'on ressasse le passé.	**Honeysuckle**
	• Parce qu'on ressasse toujours les mêmes pensées.	**White Chestnut**
	• Parce qu'on a des pensées vagabondes.	**Scleranthus**
	• Parce qu'on profite de chaque occasion pour penser à autre chose.	**Agrimony**
ertir	• On se laisse facilement divertir de ses pensées pour réprimer ses tensions intérieures et ses soucis.	**Agrimony**
	• On a peur de manquer quelque chose.	**Scleranthus**
ninateur		**Chicory, Vine**
ıter	• De soi-même	**Larch, Pine**
	• De ses opinions	**Cerato**
	• De l'avenir	**Gentian**
	• De parvenir à remplir ses tâches quotidiennes	**Hornbeams**
	• De pouvoir encore assumer longtemps une responsabilité	**Elm**
	• Des capacités d'autrui	**Beech, Impatiens, Vine**
uter	On ne sait pas écouter.	**Heather, Impatiens**
ïste	On ramène tout à soi.	**Chicory, Heather**
ɔorté	On s'emporte facilement.	**Holly, Impatiens**
ɔrunté	On ne paraît pas naturel, plutôt artificiel.	**Agrimony**
:olère	On se met facilement en colère :	
	• Parce l'avis d'autrui est différent.	**Vine, Vervain**
	• Parce que tout va trop lentement.	**Impatiens**
	• À cause de la bêtise des autres.	**Beech**

Symptôme émotionnel	Description	Fleurs
En retrait	On se sent mis en retrait, à l'écart.	Chicory, Willow
Entêté	Dans ses relations avec autrui	Holly
Envieux		Holly, Willow
Éparpillé	→ Distrait → Oublier	
Épuisé	• Par une longue maladie ou le stress • Par la routine et le quotidien • Parce qu'on ne se détend pas assez • Par le surmenage • Parce que tout doit toujours être parfait • Parce qu'on a une tâche particulière à accomplir • Parce qu'on est résigné	Olive Hornbeam Impatiens, Vervain Centaury, Oak, Verva Pine, Rock Water Elm Wild Rose
Éviter	On essaye d'éviter les décisions, de s'en préserver.	Cerato
Exagérer	On exagère et on fait une montagne de la moindre broutille.	Crab Apple
Excité	On s'excite facilement.	Beech, Holly, Impati
Exploiter	• On se fait facilement exploiter. • On se sent exploité.	Centaury Chicory
Fâché	On est facilement fâché, dépité.	Holly
Faible	→ Épuisé On n'a pas de volonté.	Centaury, Larch
Faillir	• On a peur de faillir à la tâche, de l'échec. • On a le sentiment d'être un raté.	Elm, Hornbeam, Lar Oak Pine
Fanatique		Crab Apple, Rock Wa Vervain
Farouche	On a peur des gens : • Parce qu'on est angoissé. • Parce qu'on se sent rapidement inférieur. • Parce qu'on se sent mieux tout seul.	Aspen, Mimulus Larch Water Violet

nptôme otionnel	Description	Fleurs
igué	On se sent souvent fatigué.	**Clematis, Hornbeam, Oak, Olive, Mustard, Pine, Vervain, Wild Rose**
mé		**Agrimony, Oak, Water Violet**
r	On ne veut aucune aide des autres.	**Oak, Water Violet**
ıstré	On est facilement frustré.	**Holly, Impatiens, Wild Oat, Vervain**
·ieux	• On est soupe au lait.	**Cherry Plum, Holly**
	• On se met en colère quand on est contredit.	**Vine**
ıche	On a deux mains gauches.	**Clematis**
néreux	On est trop généreux, on se fait exploiter.	**Centaury**
ɔssier	• On n'a aucun égard pour autrui.	**Holly, Impatiens, Vine**
	• On n'a aucun égard pour soi.	**Impatiens, Oak, Rock Water**
ine	On développe rapidement un sentiment de haine.	**Holly, Willow**
ineux		**Holly**
rgneux		**Holly**
sitant	→ Incertain	
siter		**Cerato, Gentian**
rreur	On a horreur de la saleté, de la sueur.	**Crab Apple**
rrifié	On est facilement horrifié.	**Rock Rose**
peractif	On est sans arrêt en mouvement.	**Impatiens, Scleranthus**
persensible	« On entend pousser l'herbe. » → Susceptible	**Aspen**
stérique	• On a tendance aux accès de colère.	**Cherry Plum**
	• On a tendance aux crises de larmes.	**Chicory**
	• On est enclin aux peurs paniques.	**Rock Rose**
es bien arrêtées	→ Rigide	
ıge de soi	→ Complexe d'infériorité	
ɔatient	• Quand cela ne va pas assez vite	**Impatiens**
	• Quand les autres ne comprennent pas	**Vine, Chicory**
	• Quand les autres ne se laissent pas convaincre	**Vervain**
ɔortun	Casse-pieds, collant	**Chicory, Heather, Vervain**

Symptôme émotionnel	Description	Fleurs
Imprévisible		Scleranthus
Impulsif	On a un comportement trop impulsif.	Impatiens, Vervain
Inaccessible	On donne l'impression d'être inaccessible.	Water Violet
Inattentif	→ Absent	
Incapable	On se sent incapable.	Larch, Pine
Incertain	On n'est pas certain :	
	• De prendre la bonne décision.	Cerato, Scleranthus, V
	• De réussir à faire son travail.	Elm, Hornbeam
	• De la voie à prendre dans la vie.	Wild Oat
	• De tout faire comme il faut.	Larch, Pine
	• Qu'une situation ou qu'une décision soit la bonne.	Gentian
Incompris	On se sent incompris.	Chicory, Heather, Wil
Inconséquent		Centaury, Chestnut B Scleranthus, Wild Oat
Inconstant	On est instable dans ses opinions et son comportement.	Scleranthus, Wild Oat
Indécis	→ Incertain	
Indifférent	On est indifférent aux gens et aux situations :	
	• Parce qu'on est résigné.	Wild Rose
	• Parce qu'on est désespéré.	Gorse
	• Parce qu'on est en dépression. → Déprimé	
	• Parce qu'on est épuisé.	Olive
	• Parce qu'on est déjà dans le futur.	Clematis
	• Parce qu'on vit encore dans le passé.	Honeysuckle
	• Parce qu'on est aigri.	Willow
	• Parce qu'on ne s'intéresse qu'à soi.	Heather
Inférieur	On se sent inférieur.	Larch, Pine
Inflexible	→ Rigide	
Influençable	On est influençable :	
	• Parce qu'on ne sait pas dire non.	Centaury
	• Parce qu'on veut se fondre émotionnellement avec autrui.	Walnut

mptôme otionnel	Description	Fleurs
luençable (suite)	• Parce qu'on n'est pas sûr de sa propre opinion.	**Cerato, Scleranthus**
	• Parce qu'on n'est pas sûr de ses performances.	**Larch**
	• Parce qu'on profite de chaque diversion.	**Agrimony**
luencer	On a tendance à vouloir influencer autrui.	**Chicory, Vervain, Vine**
grat	• On trouve que les autres sont ingrats.	**Chicory**
	• On est ingrat.	**Willow**
ntéressant	On se trouve inintéressant.	**Crab Apple, Larch**
	On trouve les autres inintéressants.	**Beech**
tiative	On manque d'esprit d'initiative :	
	• À cause d'échecs passés.	**Gentian**
	• Parce qu'on a le sentiment qu'on nous demande trop.	**Elm, Hornbeam**
	• Par manque de confiance en soi.	**Larch**
	• Parce qu'on est déprimé.	**Mustard**
	• Parce qu'on est résigné.	**Wild Rose**
uste	• On se sent traité injustement.	**Willow**
	• On est injuste envers les autres.	**Beech, Holly, Vine**
quiet	On ressent une perpétuelle inquiétude.	**Agrimony, Impatiens, Scleranthus, Vervain**
satisfait	On n'est pas satisfait :	
	• De soi-même.	**Larch, Oak, Pine, Rock Water, Wild Oat**
	• Des autres.	**Beech, Chicory, Willow**
somnie, ubles du mmeil	On ne parvient pas à oublier ses pensées :	**White Chestnut**
	• Parce qu'on a peur du noir.	**Aspen, Mimulus**
	• Parce qu'on est irrité et en colère.	**Holly**
	• Parce qu'on a peur pour les proches qui ne sont pas là.	**Red Chestnut**
	• Parce qu'on a peur avant un examen.	**Larch, Mimulus, Rock Rose,**
	• Parce qu'on se sent coupable.	**Pine**
	• Parce qu'on travaille trop.	**Elm, Oak**
	• Parce qu'on est nerveux et agité.	**Impatiens**
souciant	Jusqu'à l'imprudence	**Chestnut Bud**

Symptôme émotionnel	Description	Fleurs
Instable	On donne l'impression d'être instable ou on se sent instable.	Scleranthus
Insupportable	• On se trouve insupportable. • On trouve les autres insupportables.	Larch Beech
Intérêt	On ne trouve pas d'intérêt aux choses. → Indifférent	
Intolérant	On est intolérant envers autrui.	Beech, Impatiens, Ver Vine
Irascible		Cherry Plum, Holly
Irrésolu	→ Incertain	
Irritable	→ Irrité	
Irrité	On s'irrite facilement.	Holly, Impatiens
Isolé	On se sent facilement isolé.	Heather, Impatiens, Water Violet
Jaloux		Chicory, Holly
Je-sais-tout	On sait toujours tout sur tout.	Vervain, Vine
Joie de vivre	Manque de joie de vivre	Mustard, Olive, Pine, Rock Water, Wild Ros
Lâche	→ Peur	
Lâcher prise	On n'arrive pas à se détacher de : • Ses souvenirs. • Une pensée. • Sa famille. • Ses sentiments.	 Honeysuckle White Chestnut Chicory Cherry Plum
Larmoyant	On pleurniche, on se plaint.	Chicory, Heather
Lent	On est lent dans son travail : • Par manque de motivation. • Parce qu'on est épuisé. • Parce qu'on est sans arrêt dérangé. • Parce qu'on est trop pointilleux. • Parce qu'on fait plusieurs choses en même temps.	 Gentian, Hornbeam, Wild Rose Olive Agrimony, Scleranthu Rock Water Crab Apple, Wild Oat

…nptôme …otionnel	Description	Fleurs
…ssivé	→ Épuisé	
…urd	• On se sent spirituellement lourd.	**Hornbeam**
	• On se sent physiquement lourd.	**Olive**
…natique		**Holly, Scleranthus**
…îtrise de soi	On ne parvient pas à se maîtriser, se dominer.	**Holly**
…l disposé	• Vis-à-vis de soi	**Larch**
	• Vis-à-vis d'autrui	**Beech, Willow**
	• Fondamentalement	**Gentian**
	• Passagèrement	**Holly**
…l du pays		**Honeysuckle**
…ladroit	• On se sent maladroit, gauche.	**Clematis, Larch**
	• On donne une impression de maladresse, de raideur.	**Water Violet**
…lheureux	→ Déprimé	
…lléable		**Agrimony, Centaury, Larch**
…nipuler	→ Influencer	
…nque d'attention	→ Distrait	
…nque d'entrain	On se sent faible et sans entrain.	**Hornbeam, Larch, Mustard, Olive, Wild Rose**
…nque de tonus	→ Manque d'entrain	
…ussade, morose	→ Manque d'entrain	**Mustard**
…chant		**Holly**
…lancolique		**Gentiane, Honeysuckle, Moutarde, Willow**
…squin		**Crab Apple, Pine, Vine**
…litant	On essaye en permanence de convaincre les autres.	**Vervain**
…nimiser	• On minimise ses problèmes face à ceux d'autrui.	**Agrimony**
	• On dévalorise ses propres réalisations.	**Larch**
…sérable	On se sent misérable.	**Clematis, Hornbeam, Mustard, Olive, Willow**
…rne	On se sent morne, sans joie :	
	• Parce qu'on a tendance à se faire des reproches.	**Pine**

Symptôme émotionnel	Description	Fleurs
Morne (suite)	• Parce qu'on se fait toujours du souci pour autrui.	Chicory, Red Chestnu
	• À cause d'une autodiscipline trop sévère.	Rock Water
	• Parce qu'on ne trouve pas de sens à sa vie.	Wild Oat
Ne pas oser	→ Complexe d'infériorité	
Négligé	On se sent négligé par les autres.	Chicory, Heather
Nerveux	• Parce qu'on a des soucis	Agrimony, Red Chestr
	• Parce qu'on est pressé et impatient	Impatiens
	• Parce qu'on est stressé	Elm, Oak
	• Parce qu'on a peur	Mimulus, Rock Rose
Non reposé	→ Insomnie	
	→ Fatigué	
Nul	On se sent nul.	Larch, Pine
Obstiné		Chicory, Rock Water, Vervain, Vine
Opprimer	• On se laisse opprimer par autrui.	Centaury, Larch, Waln
	• On opprime les autres.	Chicory, Vine
Orgueilleux	On a tendance à l'orgueil.	Beech, Vine, Water Vi
Oublier	On oublie :	
	• Parce qu'on refoule les choses.	Agrimony
	• Parce qu'on a du mal à apprendre.	Chestnut Bud
	• Parce qu'on rêve.	Clematis, Honeysuckl
	• Parce qu'on est épuisé.	Olive
	• Parce qu'on a subi des chocs psychologiques.	Star of Bethlehem
Panique	On a tendance à paniquer.	Aspen, Rock Rose
Parler	• Tout le temps de ses problèmes	Heather
	• Trop vite	Impatiens, Vervain
	• Pour tromper sa nervosité	Mimulus
Peines d'amour	• Sont exagérées	Agrimony
	• Empêchent de dormir	White Chestnut
	• Entament l'estime que l'on a de soi	Larch
	• Plongent l'être dans un profond désespoir	Sweet Chestnut
	• Entraînent jalousie et amertume	Holly, Willow

mptôme ıotionnel	Description	Fleurs
nsées suicidaires		Agrimony, Cherry Plum, Clematis, Gorse, Mustard, Sweet Chestnut
rdu	On se sent perdu.	Gorse, Sweet Chestnut
rfectionniste		Crab Apple, Oak, Rock Water, Vine
rsévérant	• On n'est pas assez persévérant. • On renonce difficilement.	Gentian, Scleranthus, Wild Oat Oak, Rock Water, Vervain
rte	• On ne parvient pas à se consoler d'une perte.	Honeysuckle
	• La mort d'une personne ou d'un animal chers entraîne des troubles.	Star of Bethlehem
ssimiste	On s'attend toujours au pire :	Gentian, Willow
	• Parce qu'on est trop sollicité, surmené.	Elm
	• Parce qu'on n'a pas d'espoir.	Gorse
	• Parce qu'on a fait des expériences malheureuses.	Honeysuckle
	• Avec de l'amertume.	Willow
ɩ clair	Le chemin de vie n'est pas encore clair.	Wild Oat
ɩ fiable		Scleranthus, Walnut, Wild Oat
ɩur	On a peur :	
	• De choses ou de situations concrètes.	Mimulus
	• De blesser autrui.	Centaury
	• De se faire du mal ou de faire du mal à autrui.	Cherry Plum
	• D'essuyer un refus.	Centaury, Larch
	• D'être contaminé, sali.	Crab Apple
	• D'être blâmé.	Larch
	• Du bruit.	Mimulus
	• De rater.	Larch, Mimulus
	• De s'embrouiller, de s'affoler.	Aspen
	• De perdre son sang-froid.	Cherry Plum
	• De l'échec.	Larch
	• De manière inexplicable, irraisonnée, vague.	Aspen

Symptôme émotionnel	Description	Fleurs
Peur (suite)	• De tout.	Mimulus
	• De devenir fou.	Cherry Plum
	• De la mort (peur panique).	Rock Rose
	• En situation dangereuse.	Rock Rose
	• Pour les autres.	Red Chestnut
	• Des conflits.	Agrimony
Peur des conflits	• On n'a pas appris à régler les conflits.	Agrimony
	• On est incapable de défendre son avis.	Centaury, Cerato
	• On pense que, de toute façon, l'autre a raison.	Pine
	• On ne se considère pas comme compétent.	Larch
Pitié	• On ne ressent aucune pitié à l'égard d'autrui.	Vine
	• On tend à s'apitoyer sur son propre sort.	Chicory, Heather
Placidité	On manque de placidité :	
	• Parce qu'on est intolérant.	Beech
	• Parce qu'on est impatient et pressé.	Impatiens
	• Parce qu'on a des craintes.	Mimulus, Rock Rose
	• Parce qu'on se sent investi d'une mission.	Vervain
Pointilleux	• Tout doit toujours être parfait	Beech, Crab Apple, Rock Water
	• Aussi bien par la pensée que par les actes	Cerato, Chicory, Crab Apple
Poisse	On se sent poursuivi par la poisse.	Willow
Pouvoir	On aime le pouvoir.	Chicory, Vine
Précipité	On a des réactions précipitées :	
	• Parce qu'on est angoissé.	Aspen, Mimulus
	• Parce qu'on est impatient.	Impatiens
	• Parce qu'on est hésitant.	Scleranthus
Prendre le pas	On essaie toujours de prendre le pas sur les autres.	Chicory, Vervain, Vine
Pressentiments	On a des pensées négatives, de mauvais pressentiments.	Aspen
Prétentieux	→ Arrogant	

nptôme otionnel	Description	Fleurs
ɔblèmes	• On a toujours les mêmes problèmes. • On est facilement découragé par la difficulté. • On ne cherche pas à se faire aider en cas de problèmes.	Chestnut Bud Gentian Oak
ncunier		Chicory, Honeysuckle, Willow
connaissance	On a besoin de reconnaissance.	Chicory, Larch
fouler	On a tendance à refouler.	Agrimony, Chestnut Bud
fus	On a peur d'un refus.	→ Peur
fuser	• On ne sait pas refuser, on est faible. • On se rejette soi-même. • On rejette tout ce qui est différent.	Centaury Crab Apple, Larch Beech
mords		Pine, Rock Water
pousser	• On a tendance à remettre son travail à plus tard. • On a tendance à repousser les décisions.	Hornbeam Cerato, Larch
proches	On fait facilement des reproches à autrui.	Beech, Chicory, Impatiens, Willow
servé		Larch, Mimulus, Water Violet
signé	• On n'a plus aucune joie de vivre. • On pleure sur le bon vieux temps. • On a abandonné tout espoir de changement. • Parce qu'on a l'impression d'être totalement épuisé. • Parce qu'on a subi un choc psychologique grave. • En plus, on se sent déprimé. • Parce qu'on est surmené.	Wild Rose Honeysuckle Gorse Olive Star of Bethlehem Mustard Elm, Hornbeam, Oak
sponsable	On veut assumer toutes les responsabilités.	Oak
ssasser	On ressasse sans arrêt les mêmes pensées sans pouvoir s'en détacher.	White Chestnut
vanchard		Holly
gide	Dans ses idées et son comportement	Beech, Oak, Rock Water, Vervain, Vine

Symptôme émotionnel	Description	Fleurs
Rougir	On rougit facilement.	**Mimulus, Larch**
Ruminer	On a tendance à ruminer.	**Honeysuckle**
S'affoler	Avoir peur de s'affoler	**Cherry Plum**
S'énerver	• On s'énerve contre soi-même. • On s'énerve contre son sort. • On s'énerve contre autrui.	**Larch, Pine** **Willow** **Beech**
S'imposer	On a du mal à s'imposer : • Parce qu'on ne se fie pas à son propre avis. • Parce qu'on n'aime pas les conflits. • Par manque de confiance en soi. • De peur de blesser autrui. • Parce qu'on ne sait pas dire « non ».	 **Cerato** **Agrimony** **Larch** **Centaury** **Centaury**
S'imposer	On veut toujours s'imposer : • Sans égard pour autrui. • Avec précaution et subtilité.	 **Vine** **Chicory**
Sacrifice	On se sacrifie trop pour autrui.	**Centaury, Chicory**
Sali	On se sent sali par l'environnement, la nourriture ou le contact avec autrui.	**Crab Apple**
Sans attraits	• On se trouve sans attraits (laid). • On trouve autrui sans attraits.	**Crab Apple, Larch** **Beech**
Sans but		**Wild Oat**
Sans courage	→ Découragé	
Sans énergie	On perd rapidement toute énergie, on se décourage vite.	**Gentian, Larch**
Sans force	→ Épuisé	
Sceptique	• On s'attend toujours au pire. • On ne fait pas confiance à autrui.	**Gentian** **Vine**
Scrupuleux	On est trop scrupuleux.	**Crab Apple, Pine, Rock Water**
Se concentrer	On ne parvient pas à se concentrer. → Distrait	
Se décider	On a du mal à se décider : • Mais on ne demande pas conseil.	 **Scleranthus**

nptôme otionnel	Description	Fleurs
décider (suite)	• Alors on demande conseil. • Quand cela pourrait entraîner une séparation (sentimentale). • Parce qu'on n'a pas de « voie » intérieure.	**Cerato** **Walnut** **Wild Oat**
détendre	On a du mal à se détendre.	**Vervain, Rock Water, Impatiens**
laisser aller	→ Épuisé	**Clematis, Wild Rose, Wild Oat**
méfier	• De la vie • De ses propres sentiments • Parce qu'on a peur • Par manque de confiance en soi • Suite à de mauvaises expériences	**Aspen, Gentian** **Cerato** **Mimulus** **Larch** **Honeysuckle, Star of Bethlehem**
plaindre	• Trop • Pas assez	**Chicory, Heather, Willow** **Agrimony, Water Violet, Wild Rose**
séparer	On a du mal à se séparer : • Parce qu'on a peur de blesser autrui. • Parce qu'on a peur de rester seul. • Parce qu'on se sent coupable. • Parce qu'on a peur de faire une erreur. • Parce qu'on a du mal à lâcher prise.	 **Centaury** **Larch, Mimulus** **Pine** **Cerato, Larch, Mimulus** **Honeysuckle**
sible	On est sensible : • À la critique. • Au bruit (fort ou léger). • Aux influences extérieures. • Aux disputes. • À des vétilles.	 **Centaury, Larch** **Aspen, Mimulus** **Agrimony, Centaury, Holly, Walnut** **Agrimony, Mimulus** **Crab Apple**
viable	On est trop serviable : • On ne sait pas dire « non » à autrui.	 **Centaury**

Symptôme émotionnel	Description	Fleurs
Serviable (suite)	• On se sent responsable d'autrui.	**Oak**
	• Mais on attend de la gratitude en contrepartie.	**Chicory**
Seul	• On ne veut pas être seul.	**Agrimony, Chicory, H**
	• On veut être seul.	**Clematis, Impatiens, Water Violet**
	• On se sent seul.	**Chicory, Heather**
	• On est seul à cause de son attitude.	**Crab Apple, Heather, Impatiens, Mustard, Water Violet**
Sévère	• Avec soi-même	**Rock Water**
	• Avec autrui	**Beech, Chicory, Vine**
Situations de choc	Un choc et ses conséquences	**Star of Bethlehem**
Sollicité	On se sent trop sollicité, surmené.	**Elm, Hornbeam, Larc**
	→ Épuisé	**Oak, Olive**
Sombre	→ Mélancolique	
Sort	On s'apitoie sur son sort.	**Willow**
Soucieux	On est soucieux :	
	• Du bien-être d'autrui.	**Chicory, Red Chestnu**
	• Surtout de son propre bien-être.	**Heather, Rock Water**
	• Pour des vétilles.	**Crab Apple**
Soucis	• On ne se fait jamais de soucis. → Insouciant	
	• On se fait des soucis pour sa famille.	**Red Chestnut**
	• On se sent oppressé par les soucis.	**Agrimony**
	• Ils entravent la pensée.	**White Chestnut**
Souillé	On se sent souillé intérieurement et extérieurement.	**Crab Apple**
Soupe au lait	On s'emporte facilement, on est irascible.	**Holly, Impatiens**
Stress	• On se stresse tout seul.	**Impatiens, Vervain**
	• On se sent stressé.	**Elm, Oak**
Suites d'un accident	Peur et états de choc, par exemple	**Star of Bethlehem**
Superficiel	• Dans ses relations avec autrui	**Heather**
	• Impression que l'on donne parce qu'on se cache derrière une façade joviale	**Agrimony**

nptôme otionnel	Description	Fleurs
ɔerficiel (suite)	• À cause d'une attitude pressée et impatiente	Impatiens
ɔerstitieux		Aspen
·mené	• On a tendance à surestimer ses forces. • On se sent surmené. → Épuisé	Oak, Rock Water, Vervain
ısceptible	→ Sensible	
ıace	→ Lâcher prise	
ıdu	On se sent tendu.	Chicory, Impatiens, Rock Water, Vervain, Vine
ıidité		Larch, Mimulus
gique	On prend tout au tragique.	Gentian, Larch, Rock Water
vail	• On est incapable de lâcher son travail. • On a du mal à se mettre au travail.	Rock Water Crab Apple, Hornbeam
ste	→ Déprimé	
ıus de mémoire	On ne mémorise rien.	Chestnut Bud, Clematis, Olive
·annique		Chicory, Vine
ıiteux	• On se considère comme un modèle pour autrui. • On ne doute pas de soi. • On cherche toujours à imputer la faute à autrui.	Rock Water Heather, Vine Willow
·satile	On change facilement d'avis et de comportement. → Peu fiable	Scleranthus
·é	On est facilement vexé, blessé : • Parce qu'on attend un remerciement qui ne vient pas. • Parce qu'on se sent mis à l'écart. • Parce qu'on est blessé dans son amour-propre.	 Chicory Chicory, Willow Heather
time	• On a toujours le sentiment d'être une victime. • On se sacrifie pour sa famille, alors qu'elle ne demande rien.	Willow Chicory

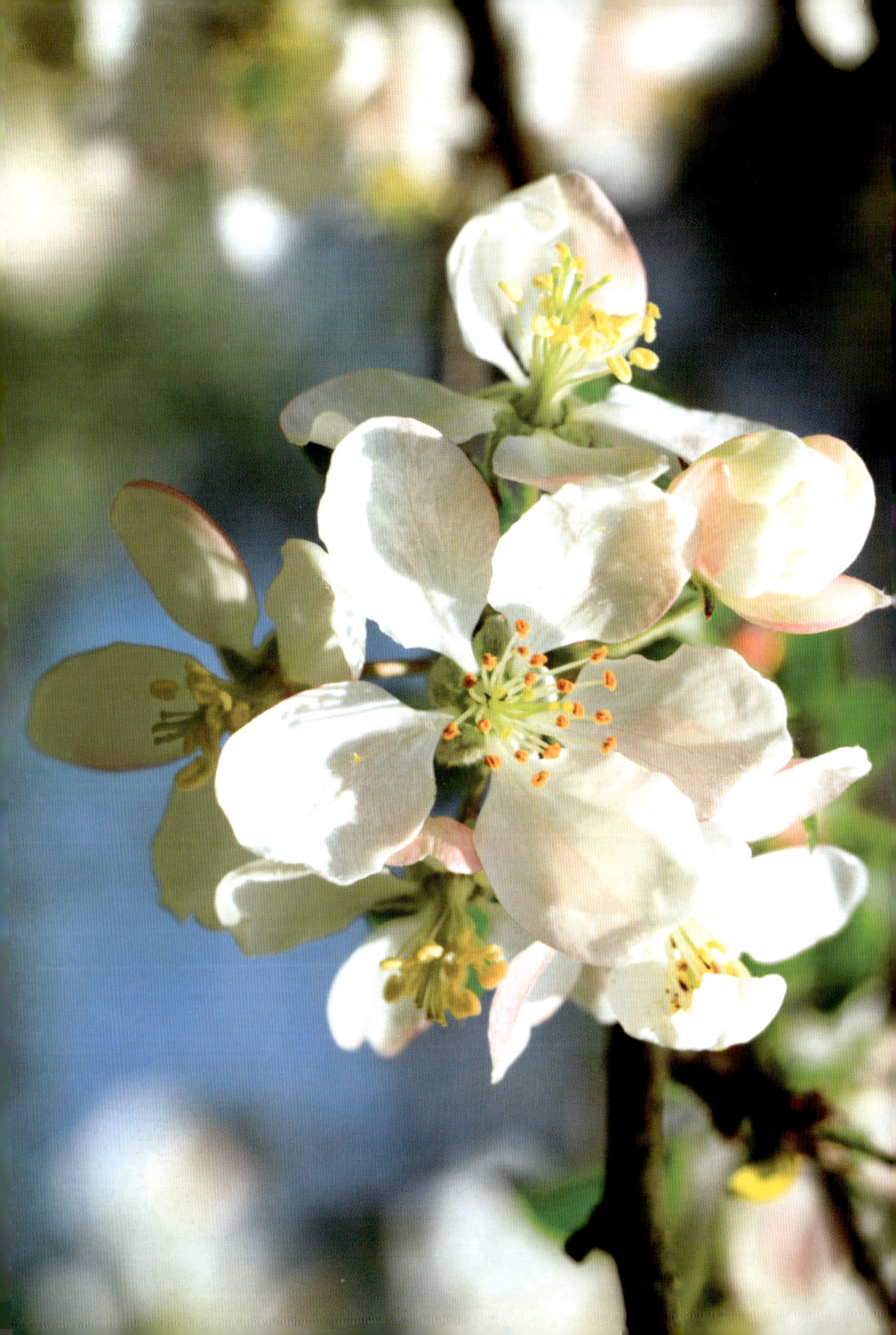

Les fleurs de Bach de A à Z

Vous trouverez dans ce chapitre une description détaillée des états émotionnels correspondant aux 38 essences de fleurs de Bach.

Prenez le temps de lire en entier toutes les descriptions. Si une essence vous convient, vous ne manquerez pas de reconnaître vos symptômes émotionnels ou vos sentiments dans la description.

Le paragraphe intitulé « Comment orienter positivement votre vie » vous incitera à travailler sur vous-même, de manière à renforcer encore l'effet des élixirs de fleurs.

Les fleurs sont répertoriées par ordre alphabétique, mais du nom anglais sous lequel elles sont traditionnellement commercialisées (marque déposée).

Agrimony/Aigremoine

« Nous gagnerions plus à nous laisser voir tels que nous sommes, qu'à essayer de paraître ce que nous ne sommes pas. »
La Rochefoucauld

Essayez-vous toujours d'éviter les conflits et les disputes, parce que ces situations vous rendent presque malade physiquement ? Montrez-vous souvent un masque jovial, alors que vous n'allez pas si bien que cela ? Avez-vous tendance à passer rapidement sur vos problèmes sans jamais perdre votre contenance ? Est-ce en compagnie que vous vous sentez le mieux ? Trouvez-vous désagréable que l'on se rende compte de vos difficultés, de vos faiblesses, de votre colère et de vos frustrations ? Avez-vous des pensées qui vous torturent, mais que vous ne voulez confier à personne ? Dans ce cas, vous faites sans doute partie des gens pour qui « garder le sourire en toutes circonstances » est un principe de vie, parce que vous estimez que votre vie intérieure ne regarde personne d'autre que vous. Cette devise vous permet effectivement d'aller tout à fait bien, mais elle vous coûte aussi beaucoup d'énergie et vous apporte souvent la solitude intérieure. Vous n'avez personne à qui confier vos soucis ni votre détresse, parce que vous ne vous le permettez pas. Pour vous, les difficultés et les faiblesses semblent une tache qu'il vaut mieux cacher aux autres. La conséquence est que vous ne pouvez pas être « sincère » parce que vous êtes constamment « en représentation ». Cela demande beaucoup d'énergie et d'attention et cela se solde en fin de compte par des tensions aussi bien psychiques que physiques.

Pour les personnes de ce type, la solitude est la pire des choses, car une fois la façade tombée, elles se retrouvent confrontées, sans protection, à leurs problèmes. Elles détestent cela autant que les explications avec des gens qu'elles essaient alors d'éviter. Le meilleur moyen de faire diversion pour ces personnes est la compagnie et/ou l'alcool.

Agrimony améliore la capacité à gérer les conflits.

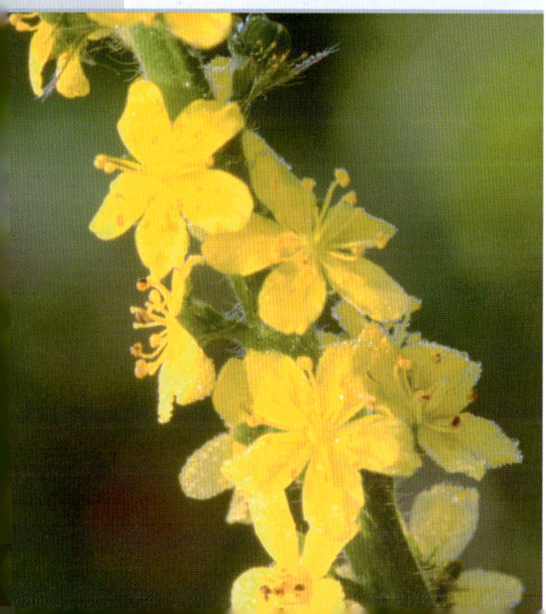

Comment orienter positivement votre vie

Agrimony vous aidera à trouver progressivement le courage de vous ouvrir aux autres. Osez parler une fois aux autres de vos faiblesses et de vos difficultés. Vous verrez qu'ils ne vous jugeront, ni ne vous rejetteront pour cela. Vous vous sentirez débarrassé d'un gros poids et réconforté, et vous vous rendrez compte que, vous aussi, pouvez mettre bas les masques. L'énergie qui vous servait jusque-là à conserver une façade enjouée sera libérée. Elle vous rendra plus fort quand vous serez confronté à des conflits avec les autres.

Fleurs complémentaires (cf. page 27) : Larch, Mimulus, White Chestnut.

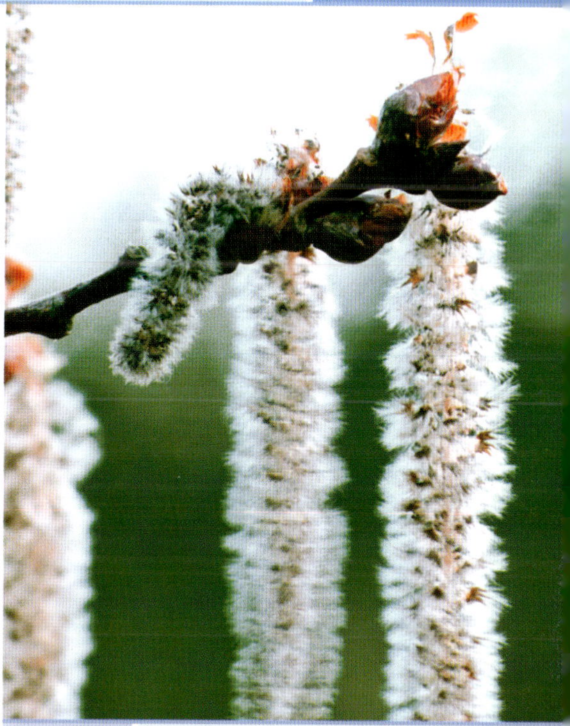

Aspen est une aide contre les peurs ou les pressentiments irraisonnées.

Aspen/Tremble

« La peur frappa à la porte, la confiance ouvrit, il n'y avait personne dehors. »
Proverbe chinois

Avez-vous souvent peur dans le noir ou quand vous êtes seul ? Vous arrive-t-il d'avoir des sueurs froides et de sentir monter en vous un sentiment de peur irraisonnée ? Vous réveillez-vous quelquefois en sueur d'un cauchemar ? Vous réfugiez-vous parfois au fond de votre lit, paralysé par la peur, en écoutant, le cœur battant, des bruits de pas dans l'escalier ?
Si oui, vous faites partie des gens qui connaissent bien la « peur du tremble », peur panique qui surgit sans raison apparente, et peut, dans les cas extrêmes, s'accompagner de sueurs froides ou de tremblements.

Les tentatives d'en parler aux autres se soldent généralement par un échec, et l'interlocuteur marmonne alors quelque chose du genre : « complètement surmené » ou « pure imagination ».
Vous connaissez ces peurs depuis votre plus tendre enfance. Tout petit déjà, vous ne pouviez vous endormir qu'avec une lampe allumée, et vous craigniez les fantômes et les esprits.
Comme le feuillage diaphane du tremble, qui frissonne au moindre souffle, vous réagissez davantage que quiconque aux signaux de votre propre inconscient et au rayonnement d'autrui. Le flux d'informations qui vous assaille vous fait l'effet d'un chaos au milieu duquel vous avez du mal à identifier les messages. Chez les êtres sensibles et instables, les sentiments de peur naissent souvent des éléments qu'ils ressentent sans pouvoir les classer ni les traiter.

Comment orienter positivement votre vie

Aspen peut vous aider à réagir de manière posée et détendue à ce flux d'informations. Vous serez alors capable de gérer les différents messages et d'en faire ressortir quelque chose de concret. Les peurs irraisonnées disparaîtront alors, et vous vous sentirez sûr de vous et fort.

Fleurs complémentaires (cf. page 27) : Mimulus, Rock Rose.

Beech/Hêtre

« Une critique sans amour est une épée qui semble mutiler l'adversaire, alors qu'elle mutile son propre seigneur. »
Christian Morgenstern

Est-ce qu'il vous arrive souvent de dire « Ça me paraît impossible » ? Avez-vous du mal à accepter les personnes ou les situations qui ne correspondent pas à vos propres idées ? Observez-vous souvent, d'un air blasé, la vie et les agissements de votre entourage ? Êtes-vous prompt à déceler les faiblesses et les défauts d'autrui ? Avez-vous un esprit critique développé qui vous fait voir rapidement comment mieux faire les choses ?
Si c'est le cas, vous avez peut-être un sens aigu de l'observation, mais vous êtes aussi très intolérant. La plupart des individus ont du mal à se l'avouer ; il arrive parfois aussi que l'on n'en soit pas conscient, par manque de connaissance de soi. Dans ce cas, il conviendrait de prêter un peu plus attention aux conseils prudents des amis, et de vérifier avec soin leur justesse.
Le problème des gens intolérants est qu'ils considèrent toujours leurs propres idées et

comportements comme les seuls valables. Ils trouvent inacceptable toute divergence, et rejettent ou condamnent donc l'opinion d'autrui. Ils ont également du mal à admettre les situations qui s'écartent de ce qu'ils avaient imaginé.

Or, tout le monde a le droit de trouver quelque chose bon ou mauvais, beau ou laid. Nous devons apprendre à accepter que les autres puissent penser différemment. Certains ne pourront par exemple pas concevoir d'aller à l'opéra autrement qu'en tenue de soirée, tandis que d'autres considèrent les jeans comme tout à fait adéquats. Évidemment, la différence de l'autre peut nous déplaire, nous faire peur, consciemment ou inconsciemment, mais elle ne doit jamais nous entraîner à juger, ni à humilier, ceux qui ne pensent pas comme nous. Nous avons tous nos défauts et nos faiblesses, que nous ne les voyions pas, ou ne voulions pas les voir.

Comment orienter positivement votre vie

L'essence Beech peut nous aider à ouvrir les yeux sur nos propres défauts et faiblesses ; en même temps, elle nous permet de développer tolérance et générosité vis-à-vis de l'autre ou d'une situation difficile.

Exercez-vous à percevoir le « bien », à trouver les traits de caractère positifs ainsi que les qualités des choses et des êtres, au lieu de toujours traquer leurs défauts. Vous serez étonnés des résultats.

Fleurs complémentaires (cf. page 27) : Impatiens, Holly, Rock Water, Vervain, Vine, Water Violet, Willow.

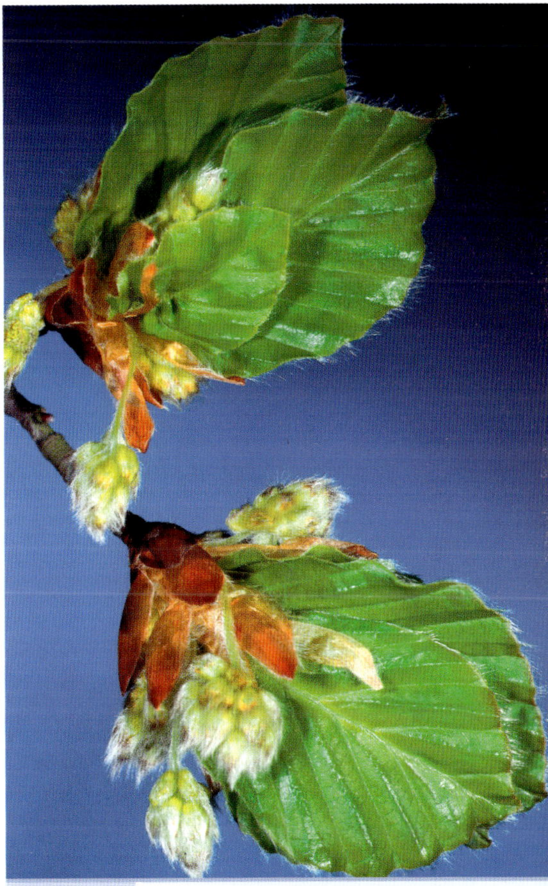

Beech favorise l'acceptation des personnes ou des situations difficiles.

Centaury/Centaurée

« Un "non" appliqué à bon escient épargne bien des désagréments. »
Proverbe

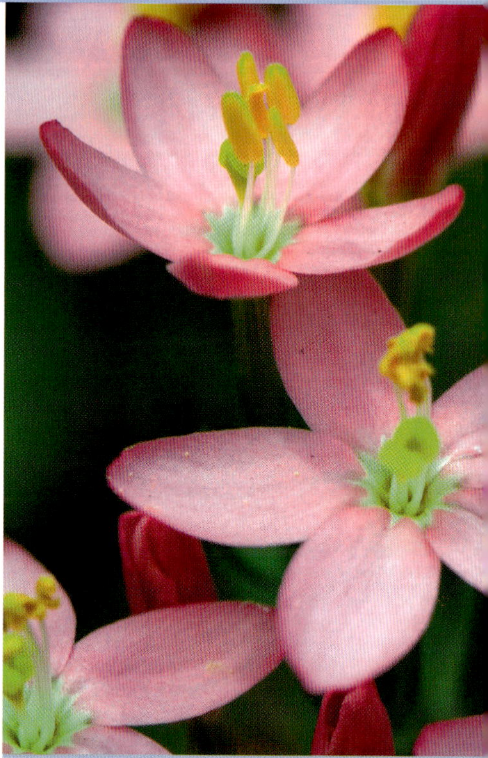

Centaury renforce la faculté de savoir dire non.

Faites-vous partie des gens serviables, incapables de refuser une faveur aux autres ? Êtes-vous connu pour votre bon cœur ? Avez-vous du mal à dire « non », même si vous savez que cela risque de vous mettre vous-même dans l'embarras (en retard, ou dans une situation financière délicate, par exemple) ? Vous sentez-vous souvent fatigué, surmené et exploité, et n'arrivez-vous pas, malgré tout, à refuser les services que l'on vous demande, de peur de blesser ?

Ce comportement est souvent le résultat d'une leçon apprise pendant l'enfance : « Si tu ne fais pas ce que je veux, c'est que tu es méchant, alors je ne t'aime plus ». Ceux qui ont été élevés de cette façon ne savent pas dire non, parce qu'ils ont inconsciemment peur que les personnes à qui ils refusent un service se détournent d'eux ou leur retirent leur amitié ; ils sont donc très influençables, et ont souvent des difficultés à vivre pleinement leur vie. Cette faiblesse (ne pas savoir dire « non ») peut les conduire à ne pas faire ce qui serait bien, voire nécessaire, pour eux-mêmes. Il leur arrive, par exemple, d'accepter de partir en vacances avec leur partenaire dans un endroit qui, en fait, ne leur plaît pas ; ou bien ils reprennent une entreprise familiale, alors qu'ils préféreraient avoir un tout autre métier.

Vous avez du mal à vous imposer et à donner votre opinion, même au quotidien dans les situations les plus banales. Le résultat est que vous ne vous posez même plus de questions quant à vos propres désirs et besoins ; vous ne les laissez même plus émerger parce que vous sentez inconsciemment que vous n'avez pas la force de les imposer. Il n'est donc pas surprenant que vous perdiez votre joie de vivre.

Comment orienter positivement votre vie

Centaury peut vous aider à développer progressivement la faculté de savoir dire « non », pour des choses peu importantes d'abord, pendant vos courses par exemple. Commencez par dire un « non » ferme à une vendeuse qui insiste pour vous vendre un produit qui ne vous intéresse pas ; et à une amie, qui essaie au téléphone de vous entraîner dans quelque chose qui ne vous plaît pas, répondez simplement « Non, je n'ai pas envie aujourd'hui, mais peut-être une autre fois », sans vous justifier davantage.

Vous serez peut-être étonné de voir que personne ne vous en voudra de refuser et d'exprimer votre propre opinion ; au contraire, vous bénéficierez du respect des autres. Ce n'est qu'en apprenant à dire non au bon moment que vous pourrez vivre votre vie à votre guise, et selon vos propres besoins, sans vous soucier de l'opinion des autres.

Fleurs complémentaires (cf. page 27) : Cerato, Chestnut Bud, Honeysuckle, Larch, Mimulus.

Cerato/Plumbago

« Le conseil dans le cœur de l'homme est comme l'eau des profondeurs : L'homme intelligent s'en abreuve. »
Pensée juive

Demandez-vous souvent conseil aux autres ? Êtes-vous hésitant quand il s'agit de prendre une décision ? Procédez-vous souvent à un « sondage privé » auprès de votre entourage, du style « Qu'est-ce que tu ferais à ma place ? ». Vous laissez-vous facilement convaincre par l'opinion des autres pour vous rendre finalement compte que vous auriez mieux fait de suivre la vôtre ? Vous voulez acheter un pantalon ; un modèle bleu vous plaît, mais vous en prenez un vert sur les conseils de la vendeuse, mais, une fois chez vous devant votre miroir, vous vous en voulez. Le pantalon bleu était celui qu'il vous fallait et vous le saviez.

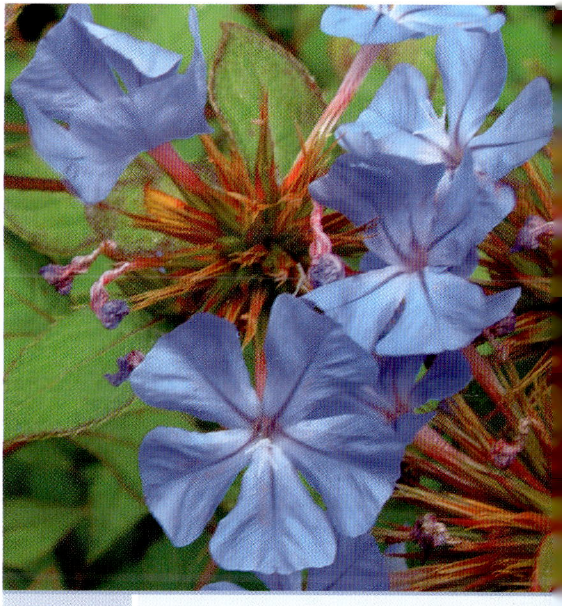

Cerato aide à prendre conscience de sa voix intérieure et à la suivre.

Et ceci n'est qu'un exemple. En fait, vous avez toujours une opinion, mais vous n'en tenez jamais compte ; vous avez beaucoup d'intuition et vous pourriez prendre les bonnes décisions, mais vous manquez de confiance en vous ; alors, vous vous en voulez à chaque fois d'avoir choisi la « mauvaise » solution, et vous devenez de plus en plus hésitant, sans jamais trouver le courage de vous fier à vos intuitions et de les suivre jusqu'au bout.

Comment orienter positivement votre vie

L'élixir de Cerato peut vous aider à donner une chance à votre intuition. Prenez votre courage à deux mains et suivez-la. Chaque fois que vous devez prendre une décision, écoutez aussi votre corps. L'idéal pour cela est de vous asseoir, de fermer les yeux et d'imaginer les suites de cette décision. Si vous vous sentez bien, c'est bon ; sinon, laissez tomber. Cerato vous aidera à prendre de l'assurance dans ce travail. Décision après décision, vous serez étonné de voir combien votre voix interne est de bon conseil.

Fleurs complémentaires (cf. page 27) : Chestnut Bud, Larch, Mimulus.

Cherry Plum/ Prunus

« Chaque crise a ses dangers, mais aussi ses opportunités. »
Martin Luther King

Vous arrive-t-il d'avoir peur de vos propres accès de fureur ? Avez-vous tendance à être soupe au lait, ou à vous emporter sans pouvoir vous dominer ; et la violence de ces crises vous effraie-t-elle ? Avez-vous peur de perdre le contrôle de vos sentiments et de faire du mal, que ce soit à vous-même ou aux autres ? Peut-être avez-vous l'impression d'être une cocotte-minute prête à exploser, d'être au bord de la crise de nerf ?

Dans ce cas, vous faites certainement partie de ceux qui sont incapables d'extérioriser immédiatement leurs sentiments, notamment la colère et la fureur qui sont longtemps ravalées. Vous sentez la pression intérieure augmenter, et vous craignez que les sentiments réprimés ne se manifestent un jour par la violence et la destruction, un peu comme un barrage qui céderait sous la pression de l'eau d'un bassin de rétention. Or, le plus souvent c'est un détail insignifiant qui entraîne une telle crise. Peut-être avez-vous dû apprendre dès l'enfance à réprimer vos sentiments. Combien de fois, par exemple, voit-on des enfants débordants d'une joie de vivre explosive obligés de refréner leur ardeur par égard pour des voisins qui ne supportent pas le moindre bruit ? Chez les personnes émotives, ces mécanismes de répression conduisent le plus souvent à un « embouteillage de sentiments ».

C'est sans doute pour cela que vous avez peur qu'un jour tout lâche, que les mécanismes de contrôle se mettent en panne et que vos sentiments soient libérés brutalement.

Comment orienter positivement votre vie

Cherry Plum peut vous aider à éliminer progressivement vos blocages. Vous apprendrez à montrer ou exprimer vos sentiments du moment, même dans le domaine sexuel. Cela ne signifie pas que vous ne vous maîtriserez plus, mais que vous serez capable de retenir ou de lâcher vos sentiments à votre convenance. Vous irez mieux, et votre entourage aussi.

Fleurs complémentaires (cf. page 27) : Honeysuckle, Star of Bethlehem.

Cherry Plum facilite l'extériorisation des sentiments au lieu de les réprimer.

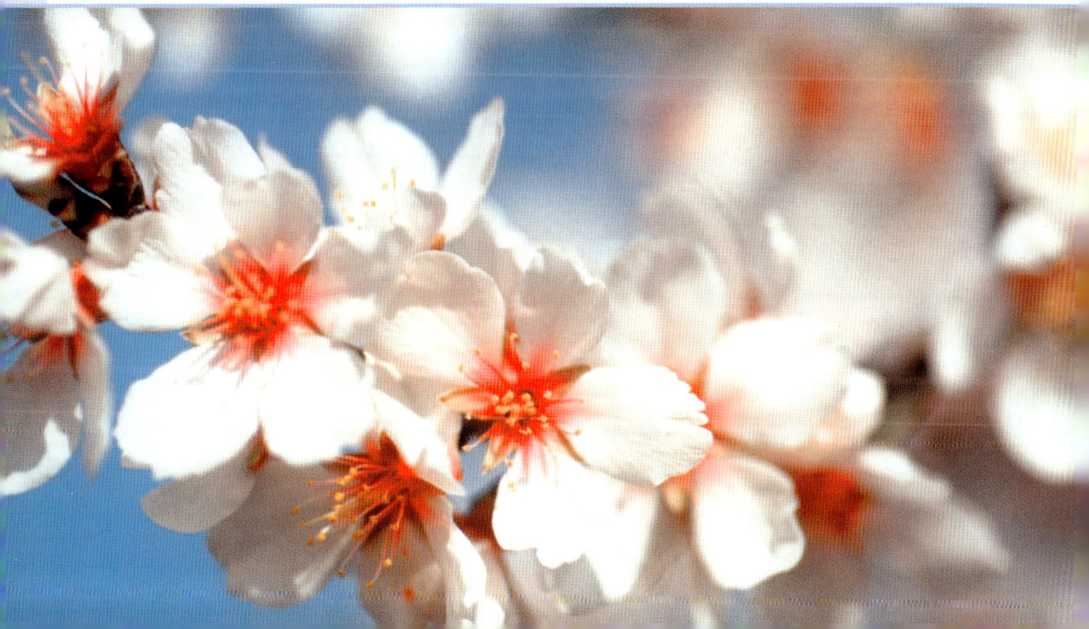

Chestnut Bud/ Bourgeon de marronnier

« Quand on a une mauvaise mémoire, on répète sans cesse ses fautes. »
Pensée indienne

Appartenez-vous à la catégorie des gens qui stressent à chaque fois qu'ils ont un délai à tenir ? Vous aviez suffisamment de temps au départ, mais pourtant, vous vous retrouvez encore « en charrette ». Il y a toujours quelque chose qui semble venir s'interposer pour vous interrompre : un coup de téléphone, un voisin, un collègue, ou un travail que vous devez subitement terminer.

Pour les vacances, allez-vous toujours au même endroit, même si cela vous agace à chaque fois et que vous vous jurez de ne plus jamais le faire ? Avez-vous du mal à mémoriser certaines choses ? Vous retrouvez-vous régulièrement dans la situation précise que vous vouliez éviter ? L'oubli de vos clés ou de votre carte d'identité, par exemple ? Les personnes extérieures ont l'impression que vous ne tirez pas de leçons de vos expériences négatives, ni de vos erreurs passées. Peut-être est-ce dû au fait que vous vous promettez à chaque fois que c'était la dernière, mais que l'énergie ou la motivation vous manque pour mettre vos bonnes résolutions à exécution. La cause pourrait en être que vous ne prenez pas assez au sérieux, ni vous, ni les choses qui vous concernent.

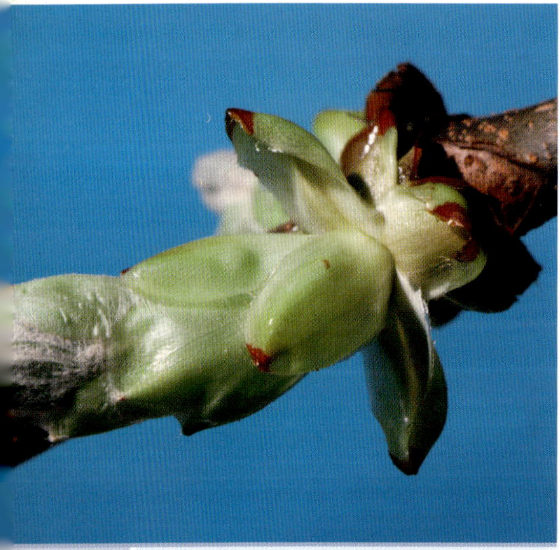

Chestnut Bud favorise la capacité à tirer des leçons de ses erreurs passées.

Comment orienter positivement votre vie

L'expérience montre que les situations se reproduisent jusqu'à ce que nous ayons appris notre leçon. Nous sommes confrontés au même problème jusqu'à ce que nous soyons prêts à en tirer les conséquences essentielles à notre développement.

L'essence de Chestnut Bud peut vous aider à comprendre votre comportement, à intégrer vos erreurs et à les positiver.

Fleurs complémentaires (cf. page 27) : Larch.

Chicory/Chicorée

« La générosité n'est souvent que l'aspect intérieur que prennent nos sentiments égoïstes quand nous ne les avons pas encore nommés et classés. »
Marcel Proust

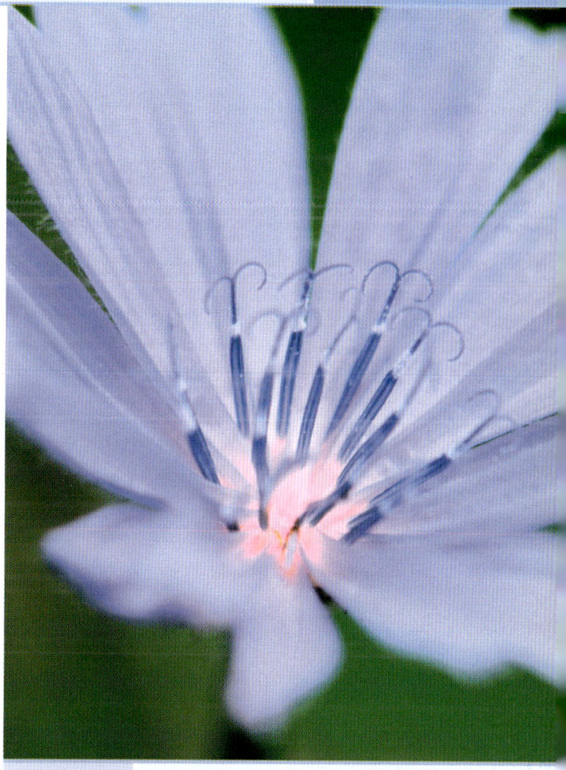

Chicory aide à lâcher un peu prise sur les enfants et les conjoints.

Vous démenez-vous sans cesse pour votre conjoint ou votre famille ? Souffrez-vous beaucoup que vos enfants, devenus adultes, se soucient aussi peu de vous ? Avez-vous souvent l'impression que votre dévouement envers votre famille n'est pas reconnu à sa juste valeur ? Vous sentez-vous parfois mal aimé et ex-ploité ?

Dans ce cas, vous partagez le destin de bien des gens, notamment celui de tous les parents qui sont prêts à se sacrifier pour leur progéniture. Mais vous avez aussi une conception rigide du bien et du mal et vous essayez de l'inculquer à votre famille ou à d'autres ; et quand vos conseils attentifs et pourtant bien intentionnés ne trouvent pas d'oreille attentive, vous vous sentez déçu, frustré et malheureux. Et à cette déception, vient souvent s'ajouter le sentiment d'être exploité, car avec tout le mal que vous vous donnez pour les autres, vous estimez que vous ne recevez pas beaucoup de gratitude en retour ; or, l'amour et la gratitude sont particulièrement importants pour vous. Vous auriez envie d'être constamment avec votre famille et ce qui vous semble être un devoir paternel ou maternel naturel, à savoir influer sur vos enfants pour leur bien, est perçu par eux comme de la possessivité et comme un fardeau. Mais c'est là que le bât blesse, car beaucoup de parents tentent, par la générosité et par le sens du sacrifice, de tisser des liens émotionnels dont les maillons sont constitués de gratitude et d'obligations morales.

Dans un des chapitres de son ouvrage *Soigne-toi toi-même,* le Dr Bach écrivait à propos de la relation entre les parents et les enfants : « Être parent est une tâche divine qui par son essence même se transmet à la génération suivante. Elle n'est rien d'autre qu'un service, et n'attend aucune forme de récompense en retour, si ce n'est que les jeunes rempliront un jour la même tâche vis-à-vis de la génération suivante ».

En d'autres termes, les parents ne doivent attendre aucun remerciement pour ce qu'ils font pour leurs enfants. S'ils s'échinent volontairement pour eux, ils le font de leur plein gré et souvent contre la volonté de leurs enfants. Alors pourquoi ceux-ci devraient-ils être reconnaissants ? Ce malentendu est à l'origine de la phrase souvent entendue : « Avec tout ce que j'ai fait pour mes enfants, quel remerciement ! ». Si j'ai envie d'offrir un cadeau à quelqu'un, je dois le faire sans rien attendre en retour, sinon ce cadeau devient une marchandise qui se paye.

Une autre erreur fréquente, et pas seulement commise par les parents, vient de l'exigence de toujours vouloir ce qui « est mieux » pour les autres, qu'il s'agisse d'enfants ou d'adultes. Mais comment peut-on savoir ce qui est mieux pour autrui ? Ce « mieux » ne sera toujours que subjectif, ce n'est que « notre mieux », et il se trouve peut-être à des lieues de celui d'autrui. En réfléchissant à tout cela, vous découvrirez peut-être (en discutant avec vos enfants, par exemple) quel est votre comportement dans ce domaine.

Comment orienter positivement votre vie

L'élixir Chicory vous aidera à construire une relation parents/enfants différente et peut-être un peu plus altruiste. Cela signifiera aussi « lâcher » vos enfants. Chicory vous donnera la force d'accepter que ceux-ci suivent leur propre voie, même si cela ne correspond ni à vos désirs, ni à votre conception du monde. Faites-leur confiance : la confiance est le talisman le plus précieux que vous puissiez leur offrir. L'élixir Chicory peut aussi vous aider à « lâcher prise » sur votre conjoint et à mieux doser votre sollicitude.

Fleurs complémentaires (cf. page 27) : Beech, Red Chestnut, Vine.

Clematis/Clématite

« Ce que nous faisons aujourd'hui détermine le monde de demain. »
Marie von Ebner-Eschenbach

Avez-vous du mal à vous concentrer parce que votre esprit vagabonde vers l'avenir ? Construisez-vous souvent des châteaux en

Espagne ? Vous imaginez-vous dans des situations où vous allez bien et où tous vos problèmes semblent se résoudre d'eux-mêmes ? Rêvez-vous sans arrêt du gros lot du loto ou du grand amour ? En cas de problème, fuyez-vous facilement la morosité quotidienne pour un monde imaginaire plus gai ?

Rêver tout éveillé nous fait du bien à tous, et peut même parfois être recommandé pour panser l'âme, mais ces rêves éveillés occupent la majeure partie de la vie de certaines personnes, et sont pour elles une manière de se désister devant les difficultés de la vie quotidienne. Au lieu de chercher une solution concrète au présent, elles fuient par la pensée vers un futur où il n'y a plus de problèmes, mais évidemment, ces problèmes subsistent dans la réalité puisqu'elles ne se donnent pas la peine de les résoudre. Cela entraîne généralement d'autres problèmes, qu'elles fuient à nouveau dans leur monde d'illusions, et elles courent le risque de s'éloigner de plus en plus du présent et de perdre tout intérêt dans la réalité. Pour leur entourage, elles semblent distraites, apathiques et désintéressées de tout. En cas de maladie, par exemple, guérir vite ou pas, les laisse indifférentes. Cette forme de « résolution des problèmes » comporte le risque d'un refuge dans l'alcool ou dans d'autres drogues.

Clematis aide à se recentrer sur « ici et maintenant ».

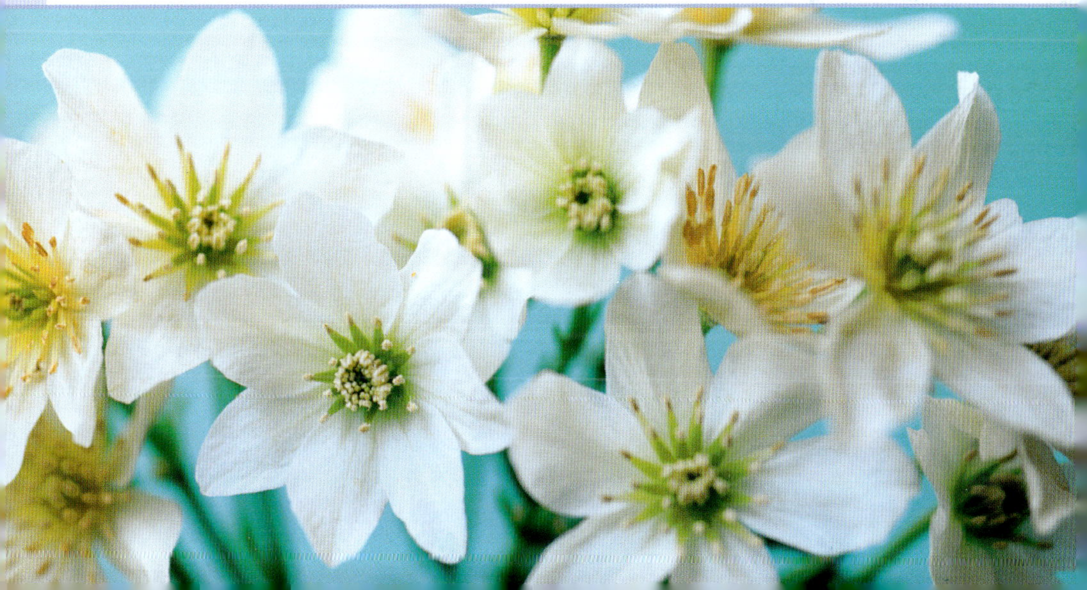

Comment orienter positivement votre vie

Dans des cas aussi extrêmes, l'essence de Clematis peut être employée en soutien d'une psychothérapie destinée à développer la faculté de gérer les problèmes dans le présent. Mais en dehors de cette démarche longue et difficile, Clematis peut avoir une influence favorable sur des manifestations beaucoup moins graves qui peuvent tous nous atteindre de temps en temps, notamment quand nos pensées sont entravées par une joie intense ou une colère extrême, par un sentiment de culpabilité ou de jalousie. Elles se fixent alors sur des événements futurs (si c'est le passé qui occupe l'esprit, voir Honeysuckle) et nous devenons distraits et déconcentrés ; ou bien nous nous mettons à rêver au mauvais moment, par exemple au travail, à l'école ou en voiture. Nous ne reconnaissons plus le vieil ami qui vient à notre rencontre dans la rue ; nous oublions de descendre de l'autobus ou nous grillons un feu rouge. Clematis peut, ici aussi, nous aider rapidement à retrouver le contrôle de nos pensées et à nous concentrer sur le présent.

Fleurs complémentaires (cf. page 27) : White Chestnut.

Crab Apple/ Pommier sauvage

« L'ordre est le plaisir de la raison : mais le désordre est le délice de l'imagination. »
Paul Claudel

Une simple tache sur votre chemise ou votre nappe peut-elle vous mettre hors de vous ? Avez-vous besoin de propreté et d'ordre pour vous sentir bien, même en vacances ? Faites-vous à ce point attention à votre image, qu'un petit bouton sur le visage peut vous gâcher une soirée ? Vous sentez-vous sale, si vous ne vous douchez pas immédiatement après avoir transpiré ? Dans votre travail, vous attachez-vous un peu trop aux détails, parfois au détriment des grandes lignes ? Vos pensées sont-elles souvent occupées par des choses futiles ?

Vous faites alors peut-être partie des gens qui se laissent trop empoisonner par les détails, qui ont du mal à se fixer des priorités et à identifier ce qui a vraiment de l'importance. C'est aussi vrai de la propreté et de l'ordre. Certaines personnes développent une tendance presque maladive à vouloir que tout soit propre et rangé, sous peine de se sentir mal à leur aise ; cela cache souvent un gros problème psychologique qui se manifeste sous la forme d'un TOC (Trouble Obcessionnel du Comportement. Le sentiment d'être sali intérieurement et extérieurement par des images, des discussions, le contact sexuel, les aliments ou les vêtements, etc., peut également avoir un caractère névrotique, ce qui n'a évidemment rien à voir avec le sentiment justifié d'être sali par son environnement dont un nombre croissant d'individus parfaitement sains d'esprit se plaignent aujourd'hui.

Comment orienter positivement votre vie

L'élixir Crab Apple peut vous aider à développer votre sens des proportions, à apprendre à relativiser et à discerner ce qui est important et ce qui ne l'est pas. C'est vrai pour tout ce à quoi nous sommes confrontés au quotidien, y compris la propreté et l'ordre. Crab Apple, ou « fleur de la purification » comme on l'appelle parfois, vous libère du sentiment d'impureté et relativise votre rapport à l'ordre et à la propreté.

Crab Apple relativise le rapport à la propreté et à l'ordre.

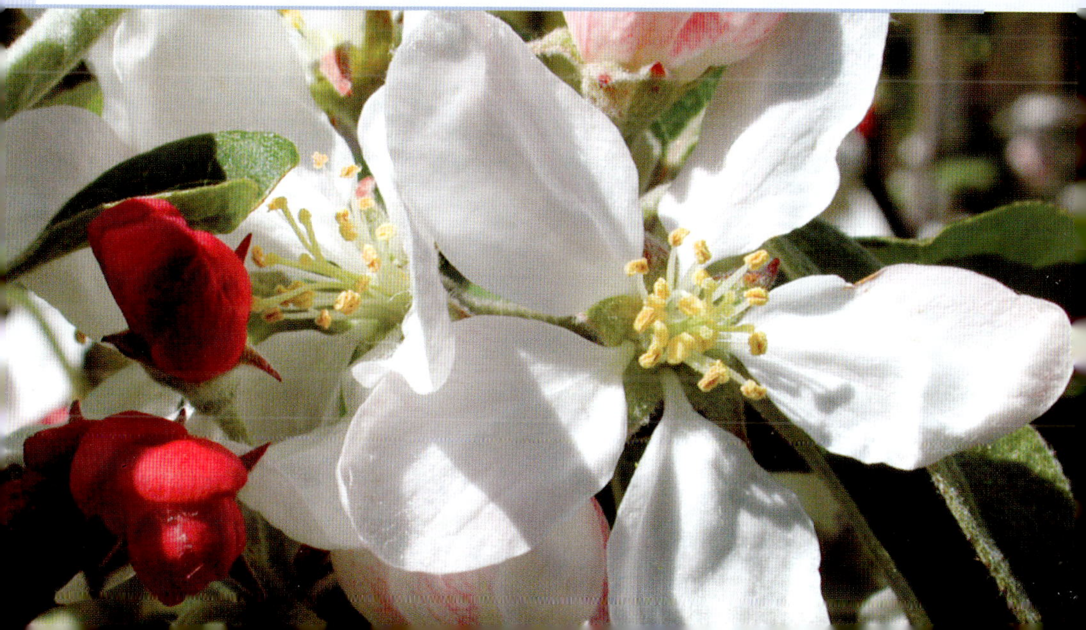

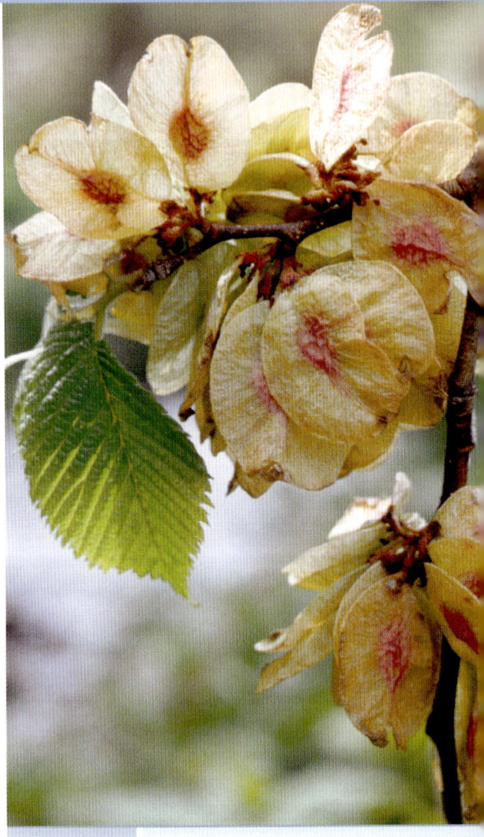

Elm soulage le stress et le sentiment d'être débordé.

Cela ne signifie pas que Crab Apple va faire de vous un être sale et désordonné, mais elle va détourner votre attention vers des sujets plus importants, elle va vous aider à distinguer entre ce qui est important et ce qui ne l'est pas.

Si vos enfants rentrent par exemple à la maison avec des chaussures trempées et boueuses, vous vous intéresserez moins à la saleté de leurs affaires qu'au fait qu'ils risquent d'avoir les pieds froids et donc de tomber malades si vous n'intervenez pas à temps.

En cas de névrose du nettoyage, il est généralement recommandé d'entreprendre une psychothérapie ; Crab Apple aura alors une action de soutien.

Fleurs complémentaires (cf. page 27) : Beech, Rock Water.

Elm/Orme

« Le courage n'est pas de ne pas voir le danger, mais de le surmonter en le voyant. »
Jean-Paul (Jean-Paul Richter dit)

Vous arrive-t-il de vous sentir soudain accablé par votre charge de travail et par vos responsabilités ? Perdez-vous parfois brusquement tout votre courage parce que vous avez l'impression que vos efforts sont inutiles et vains ? Avez-vous l'impression d'être débordé par votre situation présente ? Peut-être connaissez-vous cet état dans lequel on a le sentiment de ne plus rien savoir ni pouvoir ?

En temps normal vous êtes tout à fait capable d'assumer vos responsabilités. Vous avez les capacités, l'intuition, l'intelligence, la persévérance nécessaires, et vous parvenez parfaitement à faire ce que l'on attend de vous. Vous aimez votre travail et vous le faites très bien, mais, alors que tout va bien, si on vous demande de remplir une nouvelle tâche, vous commencez à douter de vos capacités et perdez courage. Vous vous sentez faible, épuisé, et vous avez le sentiment terrible de ne plus savoir rien faire ; la peur de rater enclenche un stress qui bloque votre faculté de réfléchir. Vous commettez alors effectivement des erreurs, et vous tombez dans un état d'abattement et de découragement profonds.

Comment orienter positivement votre vie

Cet état n'est généralement que passager, mais l'élixir Elm vous permettra d'en sortir plus rapidement ; vous retrouverez votre confiance en vous et votre assurance, et serez de nouveau à même d'assumer les tâches que l'on vous confie ; ce succès vous redonnera espoir et confiance. Il supprimera aussi le stress et vous réconfortera dans votre aptitude à assumer votre travail.

Fleurs complémentaires (cf. page 27) : Gentian, Larch, Olive.

Gentian/Gentiane

« La méfiance est une piètre armure qui gêne davantage qu'elle ne protège. »
Lord Byron

Vous découragez-vous facilement quand surgissent des difficultés imprévisibles ? Par exemple : vous avez planifié une balade à vélo avec des amis, mais quelques jours avant le départ quelque chose casse sur votre vélo qui doit être réparé. Votre première réaction est-elle que cela ne va de toute façon pas marcher, que vous ne pourrez pas réparer aussi vite ? Faites-vous parfois la queue au cinéma avec le pressentiment que le dernier billet va être vendu à la personne juste devant vous ? Avez-vous tendance à déprimer quand la vie ne va pas exactement comme vous le voulez ? Préférez-vous toujours prévoir le pire afin d'éviter d'être déçu ?

Vous faites alors sans doute partie des gens, très nombreux, qui traversent la vie de manière pessimiste, qui sont le plus souvent prédisposés à la mélancolie, voire à la dépression, et qui n'imaginent pas que la chance puisse leur sourire un jour. Ils voient tout sous un angle négatif. Cela peut les conduire à ne se souvenir que des événements qui les confortent dans leur négativisme et leur scepticisme. Ils remarquent en effet seulement les jours où « comme d'habitude », ils ont pris la queue qui n'avance pas au supermarché ; les autres jours, ceux où ils étaient dans la « bonne queue », ne sont pas enregistrés. Cet exemple peut être appliqué à tous les domaines de la vie quotidienne, et par ce genre de constatations, les pessimistes se prouvent inconsciemment qu'ils n'ont effectivement en général pas de chance ; ils sont très malheureux quand quelque chose se passe mal et sont incapables de voir le bon côté des choses ; c'est comme s'ils portaient des lunettes noires qui ne laisseraient passer aucune image positive.

Comment orienter positivement votre vie

Si vous voulez sortir de cet état, prenez l'élixir Gentian, même si, en vrai pessimiste que vous êtes, vous êtes convaincu qu'il ne vous aidera pas.
Gentian soutiendra l'aspect positif de vos pensées et aiguisera votre perception des événements agréables de la vie quotidienne. Vous pourrez retirer ces « lunettes noires » au travers desquelles vous regardiez jusque-là. Les pessimistes « endurcis » doivent, en outre, s'appliquer à orienter positivement leur pensée ; jusqu'à un certain point l'optimisme s'apprend !

Gentian agit contre le pessimisme, favorise la confiance et l'assurance.

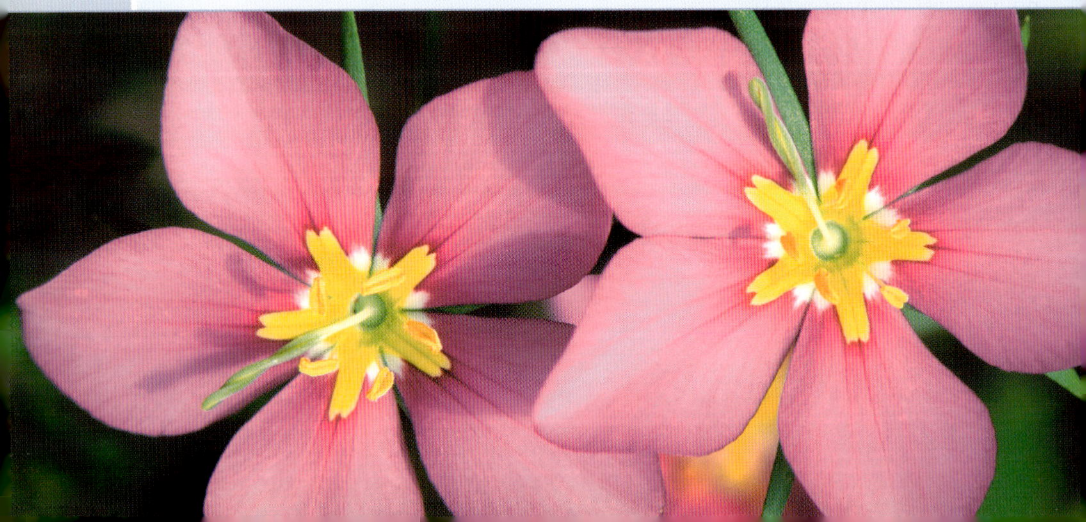

En dehors du pessimisme chronique, il existe toutes sortes de situations dans lesquelles nous nous sentons abattus et découragés : maladies, examens, séparation. Gentian peut, ici encore, nous aider à maîtriser la situation avec confiance et courage.

Fleurs complémentaires (cf.page 27) : Honeysuckle, Larch, Mimulus, Willow.

Gorse/Ajonc

« La foi, c'est l'oiseau qui chante alors que la nuit est encore noire. »
Tagore

Vous sentez-vous las et découragé parce que vos plans ont échoué ? Êtes-vous très malade et n'avez-vous plus d'espoir de guérison ? Êtes-vous en pleine crise personnelle, et convaincu que cela ne pourra pas s'arranger ? Avez-vous l'impression qu'il est inutile de vous secouer encore une fois pour essayer de changer la situation ?
Dans ce cas, vous vous trouvez sans doute en ce moment dans un état de profonde résignation. Si vous entreprenez quelque chose pour modifier votre situation, ce n'est pas de votre propre chef, mais sous l'influence de vos amis ou de votre famille, car vous vous êtes complètement soumis à votre destin. Vous répétez souvent des phrases du style « Je n'y peux rien changer, je dois vivre avec ».

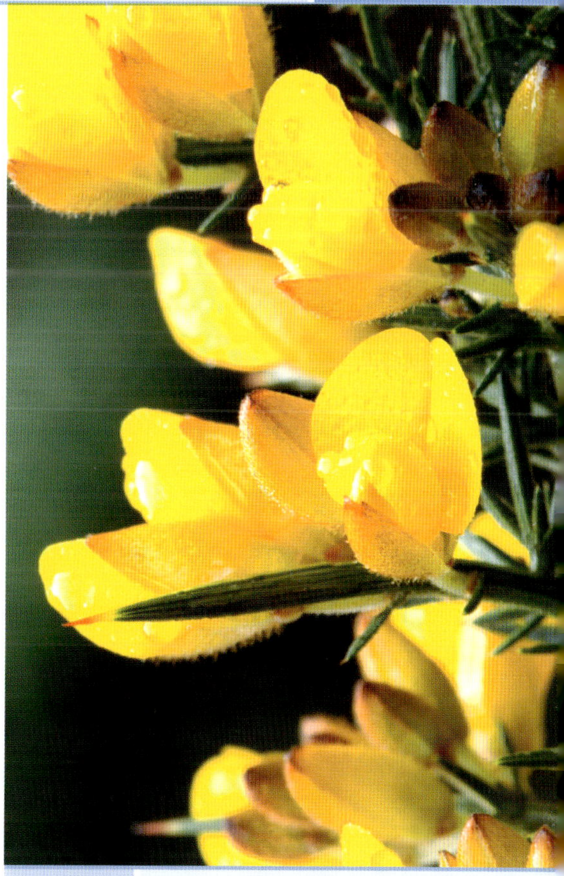

Gorse aide à surmonter les états de désespoir.

À première vue cette acceptation apparaît peut-être comme de la sagesse chez un être qui s'en remet à son destin sans se rebiffer, mais considérée de plus près, cette prétendue sagesse est en fait du désespoir et de la résignation, car elle est exempte de satisfaction et de joie de vivre. C'est le début de la mort intérieure, et vous avez besoin d'un traitement.

Comment orienter positivement votre vie

Même si vous avez le sentiment que cela ne sert à rien, prenez quand même l'élixir Gorse. Il peut réveiller en vous la petite lueur d'espoir qui est en train de s'éteindre. Peut-être parviendrez-vous alors à voir votre situation sous un jour nouveau et à trouver une solution à vos problèmes.

Fleurs complémentaires (page 27) : Star of Bethlehem.

Heather/Bruyère

« Celui qui parvient à dominer son égoïsme élimine le plus gros obstacle qui barre la route à la vraie grandeur et au vrai bonheur. »
Baron Joseph Eötvös

Avez-vous du mal à rester seul ? Avez-vous toujours besoin de quelqu'un à qui parler de vous et de vos problèmes ? Est-ce important pour vous d'être reconnu et considéré par les autres ? Peut-être est-ce pour cela que vous parlez si souvent de vos réussites et de vos gains. Avez-vous parfois le sentiment que les autres ne vous écoutent pas avec suffisamment d'attention ? Arrive-t-il que des amis coupent les ponts avec vous, sans que vous sachiez pourquoi ? Avez-vous souvent du mal à trouver le temps de vous occuper des autres ?

Vous faites probablement partie des gens, très nombreux, qui requièrent une attention totale des autres, mais qui ne savent pas écouter. Vous êtes généralement trop occupé par votre propre personne pour pouvoir consacrer du temps et montrer de l'intérêt et de la compréhension en ce qui concerne les affaires des autres.

C'est un travers généralement difficile à identifier et à admettre, car les gens font rarement remarquer un comportement par trop égoïste : ils se contentent de disparaître tout simplement. Nous le remarquons forcément, mais il ne nous vient pas à l'idée que cela pourrait provenir d'un quelconque égocentrisme de notre part, et nous cherchons la cause ailleurs.

En fait, ce comportement est un appel à l'aide pour qu'on vous aime et qu'on vous reconnaisse. Comme un enfant, vous vous mettez au centre pour attirer l'attention sur vous et vos besoins ; vous êtes trop centré sur vous-même et n'avez en général pas conscience des besoins des autres. C'est comme si le processus de passage de l'enfance à l'âge adulte avait été interrompu.

Comment orienter positivement votre vie

Heather peut vous aider à franchir cette étape du développement qui permet de passer au stade adulte ; elle vous sera précieuse pour identifier une attitude égocentrique puérile et pour vous en débarrasser. En même temps, votre perception des besoins des autres s'améliorera, et votre aptitude à vous intéresser à eux grandira. En « récompense », vous serez davantage apprécié et écouté.

Même les personnes habituellement tournées vers les autres, et qui savent écouter, peuvent parfois temporairement se retrouver dans un état où elles ne parlent plus que d'elles-mêmes et de leurs propres problèmes. L'essence Heather pourra également les aider à restaurer leur équilibre intérieur et à retrouver leur comportement habituel.

Fleurs complémentaires (cf. page 27) : Chicory, Willow.

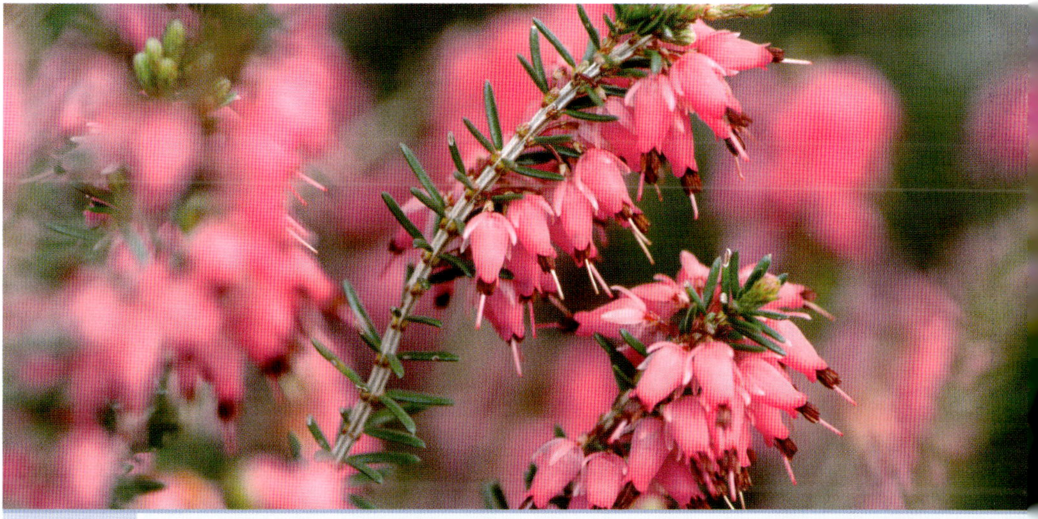

Heather favorise la compréhension et l'empathie.

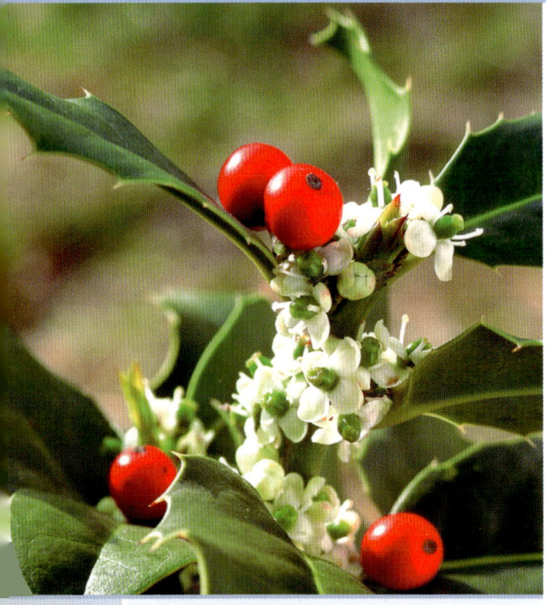

Holly est efficace contre les sentiments négatifs comme l'agressivité, la jalousie, l'envie.

Holly/Houx

« Quand je hais, je prends quelque chose, quand j'aime, je m'enrichis de ce que j'aime. »
Friedrich Schiller

Entrez-vous facilement dans une grande fureur et êtes-vous souvent désagréable avec vos congénères ? Êtes-vous rapidement fâché et mécontent ? Donnez-vous souvent l'impression à autrui d'être irrité et agressif ? Avez-vous tendance à élever la voix ? Avez-vous parfois envie de tout mettre en pièces ? Y a-t-il des jours où vous vous levez du mauvais pied et où vous êtes injuste et désagréable toute la journée ? Vous énervez-vous souvent pour une peccadille ? Vous arrive-t-il d'exploser littéralement de jalousie ou d'envie ?

Nous connaissons tous ce genre de sentiments et d'états négatifs, même si c'est à des degrés différents. L'un sera simplement désagréable avec son entourage, tandis que l'autre sera agressif jusque dans ses actes. L'un manifestera sa jalousie par des piques constantes, tandis que l'autre se métamorphosera en violent Othello.

Tous ces sentiments, qu'ils soient très présents ou peu marqués, ont en commun d'effacer toute trace de sympathie ou d'amour au moment où ils apparaissent. Ces états peuvent durer plus ou moins longtemps : quelques minutes, plusieurs heures, des jours, ou une vie tout entière.

Le Dr Bach considérait que l'absence d'amour était à l'origine de tous les sentiments négatifs (haine, envie, malveillance, jalousie, agressivité...). Or ces sentiments sont les catalyseurs de toutes les horreurs, les cruautés et les douleurs perpétrées en permanence dans le monde.

Comment orienter positivement votre vie

L'élixir Holly peut nous apprendre à reconnaître et à surmonter nos sentiments négatifs. Ce faisant, nous libérons de la place pour l'amour, et nous serons capables de nous comporter en êtres aimants vis-à-vis de nos congénères et de notre entourage.

Fleurs complémentaires (cf. page 27) : Impatiens, Willow.

Honeysuckle/ Chèvrefeuille

« La vie ne peut être comprise qu'en se penchant sur son passé. Mais elle ne peut être vécue qu'en se projetant dans l'avenir. »
Sören Kierkegaard

Avez-vous du mal à oublier les mauvais souvenirs ? Êtes-vous souvent déconcentré parce que vos pensées vagabondent dans le passé ? Vous souvenez-vous avec force détails de moments particulièrement agréables ou désagréables ? Et y pensez-vous tout le temps ? Avez-vous le sentiment que tout allait mieux auparavant ? Le souvenir de situations difficiles vous taraude-t-il en permanence ? Avez-vous souvent le mal du pays ? Avez-vous tendance à ressasser les mêmes idées ? Repensez-vous souvent à vos mauvaises expériences ? Nous connaissons certes tous des moments où nos pensées nous ramènent vers le passé. Mais quand ces états nous font perdre le lien avec le présent et que nous sommes trop souvent distraits et déconcentrés, il est temps d'essayer de changer les choses, car cet attachement au passé entrave notre marche vers l'avenir. Tout ce que nous avons vécu a contribué à nous former ; nous en avons généralement tiré des leçons, et nous pouvons à présent nous débarrasser des pensées et des souvenirs qui y sont attachés. Si, par exemple, je passe mon temps à regretter les amis que j'ai « perdus » lors d'un déménagement, je serai incapable

Honeysuckle permet de se détacher plus facilement des pensées tournées vers le passé.

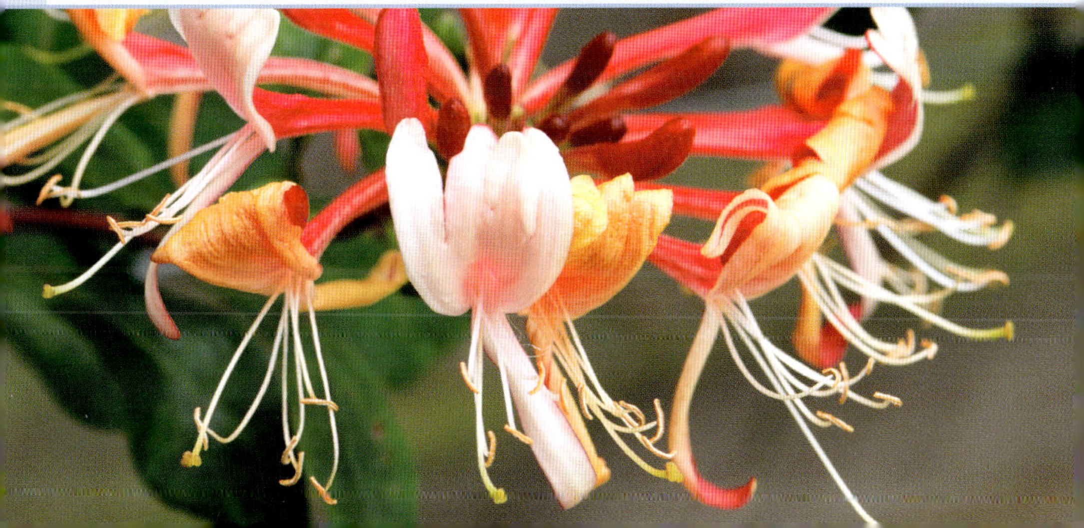

de m'en faire de nouveaux. Si je rumine en permanence une décision déjà prise, je n'aurai pas l'énergie d'en prendre de nouvelles. Si je me tourmente sans arrêt avec des remords à propos d'occasions ratées, j'anéantis mon calme et ma satisfaction intérieurs.

Comment orienter positivement votre vie

La vie est un peu comme un escalier : nous ne pouvons gravir une nouvelle marche qu'après avoir levé le pied de la précédente. Ce n'est qu'en laissant notre passé derrière nous, que nous pouvons entreprendre quelque chose dans le présent. L'élixir Honeysuckle peut vous aider à vous détacher des pensées tristes ou négatives qui vous plongent dans le passé, et à accroître votre attention et votre concentration sur les événements du moment afin de vivre pleinement dans le présent.

Fleurs complémentaires (cf. page 27) : Chestnut Bud, Mimulus, Pine, Star of Bethlehem, White Chestnut.

Hornbeam/Charme

« Jamais l'âme humaine n'est aussi sereine que quand elle a trouvé l'activité qu'il lui faut. »
Wilhelm von Humboldt

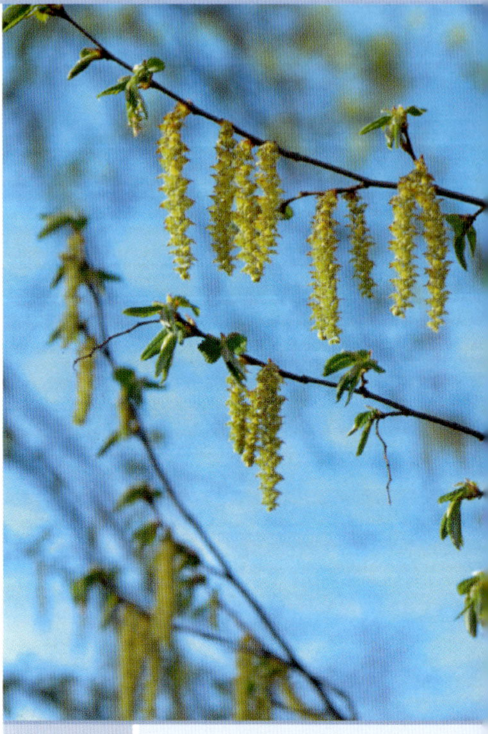

Hornbeam aide à surmonter les difficultés à se mettre au travail.

Devez-vous souvent vous faire violence pour commencer un travail ? Or, vous reconnaissez à chaque fois avec étonnement qu'une fois votre inertie surmontée, tout se passe bien.
Faites-vous partie de ces gens qui ont envie de s'enfouir sous les couvertures le matin à la simple idée de tout ce qu'ils ont à faire dans la journée ?

Les tâches qui vous attendent semblent se dresser devant vous comme une gigantesque montagne et vous ne vous sentez pas la force de tout faire. Pourtant, l'incroyable se produit, et le soir tout est fait et bien fait. Hornbeam est aussi surnommé le « remède du lundi matin », parce que cette faiblesse nous prend souvent en début de semaine, surtout quand nous avons devant nous des travaux de routine monotones, ou d'innombrables petites choses à régler, qui font davantage appel à notre mémoire qu'à notre réflexion. Ces efforts répétés, plutôt simples, provoquent facilement une sorte de lassitude intellectuelle qui agit sur le corps au point que nous nous sentons fatigués et mous. Une véritable activité physique ou intellectuelle nous ferait du bien, mais nous ne parvenons tout simplement pas à nous secouer pour faire une promenade ou aller voir des amis ; au lieu de cela, nous nous affalons devant le téléviseur et nous laissons assommer d'images pour nous réveiller le lendemain matin avec le même sentiment d'impuissance.
Or, si le moindre événement ou la moindre stimulation survient de l'extérieur, la visite inattendue d'un ami ou une autre tâche, par exemple, notre lassitude s'envole comme par enchantement.

Comment orienter positivement votre vie

L'élixir Hornbeam vous aidera à surmonter votre inertie et à attaquer vos différentes tâches avec entrain. Elle vous aidera à trouver nouvelle fraîcheur et clarté intellectuelles. Pour surmonter cette inertie handicapante et vous tirer d'un quotidien parfois monotone, essayez de vous inscrire à des cours ou de vous abonner à des spectacles : cela stimulera votre activité physique et intellectuelle.

Fleurs complémentaires (cf. page 27) : Chestnut Bud, Mustard, Olive.

Impatiens/ Impatiens ou Impatiente

« La patience est la clé de la joie. »
Proverbe arabe

Les gens qui parlent lentement ou qui sont tout simplement lents, vous énervent-ils ? Supportez-vous mal de faire la queue au supermarché et de voir quelqu'un farfouiller dans son porte-monnaie à la caisse pour y trouver de quoi faire l'appoint ? Vous arrive-t-il de terminer les phrases de

ceux qui parlent lentement ? Avez-vous tendance à tout faire vous-même pour aller plus vite ? Avez-vous besoin que tout se passe « ici et maintenant » ?
Dans ce cas, vous faites probablement partie des impatients qui traversent la vie à toute allure. Ils pensent vite, parlent vite, et sont nerveux et tendus, toujours prêts à se précipiter ou à exploser. La compagnie de gens plus lents les soumet à une difficile épreuve de patience, et du fait de leur vivacité, ils ont souvent un complexe de supériorité et réagissent avec énervement et frustration quand on ne parvient pas à les suivre.

Impatiens agit contre l'impatience et la précipitation.

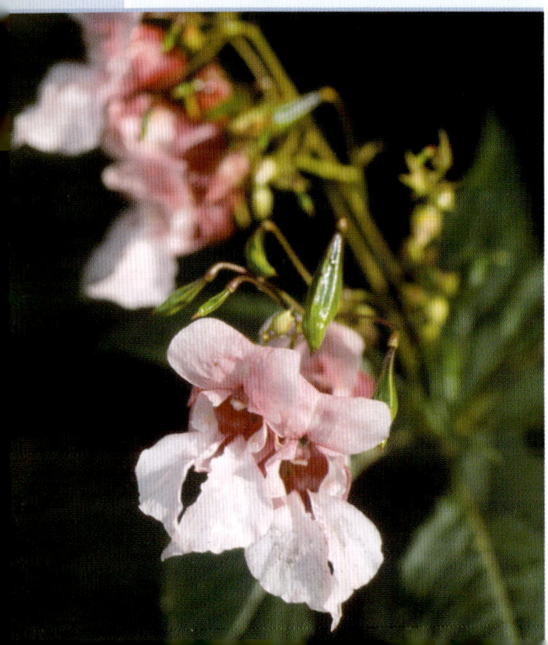

Le problème de l'impatient réside à la fois dans ses relations avec les autres et avec lui-même.
Avec autrui, comme il mesure tout à sa propre aune, il peut facilement développer de l'intolérance et un sentiment de supériorité. L'autre est alors considéré comme stupide et incapable. Il est pourtant prouvé que les gens plus lents le sont parce qu'ils prennent plus de temps pour examiner les choses à la base, et que la réflexion et la précision leur donnent souvent plus de profondeur qu'aux impatients dont le jugement est peut-être rapide, mais souvent superficiel.
À lui-même, l'impatient n'autorise aucun repos ; il ne laisse que rarement l'occasion à son corps et à son esprit de se détendre. Toujours sur le fil, la pensée déjà très loin devant, il perd la faculté de savourer le calme et la beauté de l'instant présent. Il a, par exemple, du mal à s'asseoir sur un banc et à laisser aller son corps et son esprit ; il est par conséquent sujet aux contractures et aux problèmes digestifs. Contrairement aux personnes plus posées, l'impatient trouve rarement le temps d'appréhender ou de considérer en profondeur les gens et les situations, et il est souvent trop rapide et superficiel dans ses jugements.

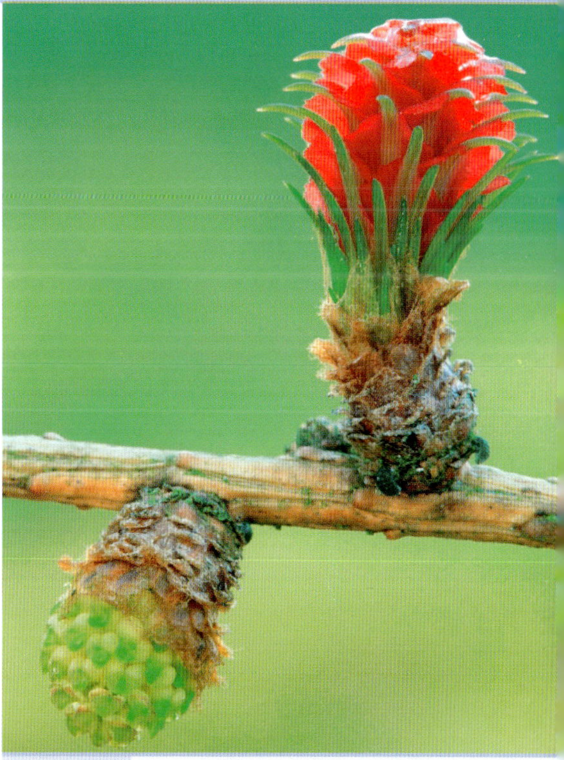

Larch renforce la confiance en soi.

Comment orienter positivement votre vie

L'essence Impatiens ne fera évidemment pas de vous quelqu'un de lent, mais elle vous aidera à calmer votre précipitation intérieure et à devenir plus patient avec les autres et avec vous-même. Essayez un jour de savourer le bonheur de laisser vos pensées errer dans l'instant. Les choses vous apparaîtront sous un autre angle si vous vous asseyez, détendu, et que vous parvenez au calme intérieur. Peut-être remarquerez-vous aussi que les résultats après lesquels vous courriez sont à portée de main.

Fleurs complémentaires (cf. page 27) : Beech, Chestnut Bud.

Larch/Mélèze

« Débarrasse-toi de la peur, fie-toi à tes ressources intérieures, fais confiance à la vie, et elle te le rendra. Tu peux plus que tu ne le crois. »
Ralph Waldo Emerson

Lors d'une soirée, trouvez-vous les autres invités plus intéressants ou plus attirants que vous, et vous sentez-vous tout petit et insignifiant ? Préférez-vous parfois ne rien dire, de peur de vous tromper, alors que vous constatez plus tard que vous étiez dans le vrai ?
Quand vous entreprenez quelque chose, avez-vous le sentiment que vous n'allez pas y arriver ? Êtes-vous sensible à la critique, et vous sentez-vous souvent attaqué personnellement ? Êtes-vous particulièrement avide de louanges et de la reconnaissance d'autrui ? Ce que l'on pense et dit de vous est-il important pour vous ?

C'est sans doute que vous faites partie des gens, très nombreux, qui n'ont pas assez confiance en eux ou qui souffrent d'un complexe d'infériorité. Bien qu'étant aussi capables que les autres, souvent même plus, ils n'ont tout simplement pas confiance en eux. Si bien que de peur de rater ou de se ridiculiser, il leur arrive de ne rien entreprendre ou même de refuser de nouvelles tâches.

Ils se sentent généralement d'emblée inférieurs aux autres ; ils ne sont pas satisfaits d'eux-mêmes, de leur physique et de leur intellect, et préféreraient être comme les autres qu'ils admirent, très souvent sans aucune jalousie, pour leurs talents, leur physique ou leur comportement ; l'envie et la jalousie ne font pas partie de leurs traits de caractère.

Il leur manque sans doute une bonne part d'amour-propre et la capacité de s'accepter tels qu'ils sont. Ce « déficit » remonte le plus souvent à l'enfance. Ces personnes ont peut-être grandi dans un environnement où la « petite graine de la Confiance en soi » n'a pas été suffisamment nourrie. Cela arrive quand les parents ne parviennent pas à inculquer à l'enfant le sentiment qu'il est « bien » en dépit de toutes ses faiblesses. Mais chercher à rejeter la faute sur des parents (qui ont tout fait de travers) ne permet pas d'avancer dans le présent et ne donne pas davantage confiance en soi.

Comment orienter positivement votre vie

Vous devriez commencer par faire quelque chose pour votre complexe d'infériorité. Dites-vous tous les soirs avant de vous endormir : « Je suis quelqu'un de bien, je vaux la peine qu'on m'aime, même sans rien faire ». Apprenez à vous faire des compliments pour tout ce que vous faites bien. Vous trouverez une foule de choses dans la vie courante. Essayez de surmonter pas à pas votre peur de rater ou de vous ridiculiser ; l'élixir Larch, de préférence en association avec Mimulus, peut vous y aider. Vous verrez comme votre confiance en vous va grandir ; et si vous tentez quelque chose, vous y arriverez, et votre confiance en vous en sera encore confortée.

Outre les états chroniques de complexe d'infériorité, il existe aussi des situations de crise lors desquelles nous nous sentons nuls. Si votre partenaire vous quitte, par exemple, ou si vous ne décrochez pas un poste, un sentiment d'infériorité peut souvent s'installer et s'accompagner d'aigreur ou de jalousie ; dans ces cas, utilisez Larch en association avec Holly ou Willow.

Fleurs complémentaires (cf. page 27) : Centaury, Cerato, Gentian, Honeysuckle, Mimulus, Pine, Star of Bethlehem.

Mimulus/ Muscade mimule

« La joie et la peur sont des verres grossissants. »
Proverbe des Flandres

Faites-vous partie de ceux qui sont terrorisés à chaque visite chez le dentiste, qui ont peur de l'orage ou qui ont mal au ventre avant un examen ? Ou peut-être avez-vous peur de l'avenir ; de vieillir ; de la maladie ; ou bien vous avez d'autres craintes que vous êtes capable de décrire avec précision. Dans ce cas, vous appartenez au groupe pour lequel le Dr Bach a découvert Mimulus. Les peurs associées à cet élixir peuvent être définies concrètement (contrairement à celles associées à Aspen, qui sont floues et irraisonnées). Elles sont toujours directement liées à notre individu. Soit nous avons peur qu'arrive quelque chose qui entraînera des souffrances physiques ou psychiques (le traitement chez le dentiste, par exemple ou la séparation d'avec un de nos proches), soit nous craignons de rater quelque chose (un examen ou un discours). Quel que soit son aspect extérieur, cette peur est toujours liée à la souffrance et au manque de confiance dans la probabilité d'une évolution positive des événements. Le plus souvent, parce qu'on a vécu des situations négatives similaires par le passé, et qu'on craint qu'elles se répètent. Le fait qu'on considère que le pire est possible, au lieu d'envisager l'avenir sous un angle optimiste et de nous libérer du passé, joue un rôle important.

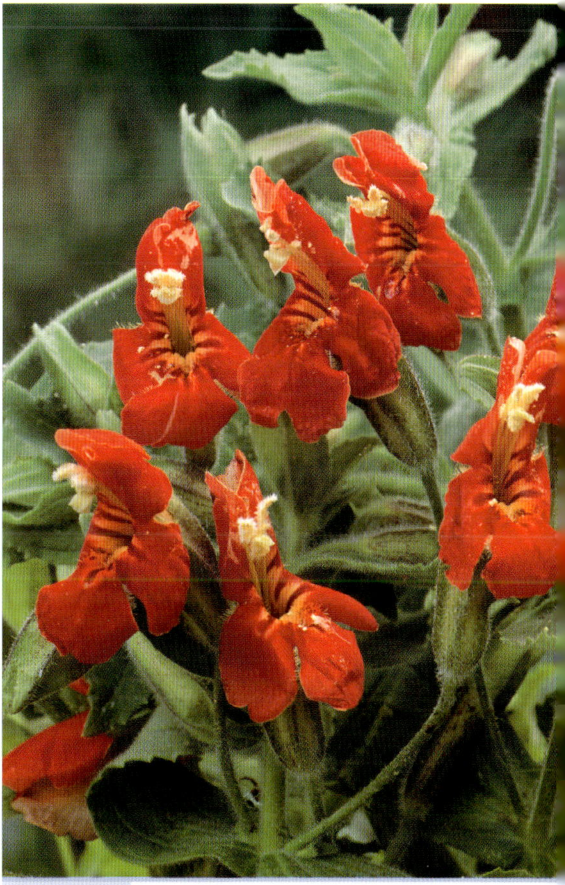

Mimulus aide à lutter contre les angoisses liées à la santé, aux examens…

Comment orienter positivement votre vie

Mimulus peut vous aider à surmonter vos peurs, et à faire face à toutes les situations avec calme et courage. La visite chez le dentiste ne sera, certes pas une partie de plaisir, chaque perte provoquera toujours du souci et du chagrin, mais vous verrez mieux les choses arriver et réagirez de manière plus mesurée au moment décisif.

Fleurs complémentaires (cf. page 27) : Gentian, Honeysuckle, Larch, Rock Rose, Star of Bethlehem.

Mustard/Moutarde

« Le bonheur est salutaire pour les corps, mais c'est le chagrin qui développe les forces de l'esprit. »
Marcel Proust

Connaissez-vous ce sentiment de mélancolie et de tristesse qui vous envahit sans prévenir, comme un nuage noir assombrit un ciel serein ? Vous devenez subitement un être las et sans entrain, qui préfère s'asseoir dans un coin et regarder fixement devant lui ; sans raison apparente, vous vous sentez triste, abattu et prêt à fondre en larmes à la première occasion. Le monde a perdu tout attrait pour vous ; tout vous semble vain et inutile. Cet état dépressif disparaît généralement au bout de quelques jours, tout aussi vite qu'il était apparu. Mais il peut parfois durer plusieurs semaines, des mois ou même des années.

Beaucoup de femmes souffrent d'états dépressifs plus ou moins graves dans les jours qui précèdent leurs règles et au moment de la ménopause, c'est-à-dire dans les moments où l'équilibre hormonal est instable. Mais la dépression frappe souvent aussi après une expérience douloureuse ou la mort d'un être cher. Évidemment, elle touche aussi les hommes, de façon plus ou moins grave.

Si vous êtes sujet à ces états dépressifs, c'est probablement que vous appartenez à la catégorie des individus qui ont du mal à exprimer leur colère et leur fureur, et à se faire entendre quand c'est nécessaire. Au lieu de dire en face à la personne concernée ce qui vous irrite, vous ravalez votre salive et vous vous énervez contre vous-même. Cela signifie que vous dirigez contre vous-même une agression qui devrait en fait être extériorisée. Or, avec le temps, l'inconscient transforme ces colères rentrées en comportement dépressif.

Il existe d'autres déclencheurs de dépressions, comme les modifications dans le métabolisme du cerveau. Ceux-ci doivent être traités par des médicaments.

Comment orienter positivement votre vie

Si votre cas n'est pas grave, l'élixir Mustard viendra égayer et éclairer votre quotidien ; vous sentirez bientôt revenir votre joie de vivre et votre énergie. En cas d'état dépressif dû à une longue maladie physique, prenez Mustard, et vous observerez un net regain d'entrain.

Les dépressions graves qui s'accompagnent en partie de pensées morbides de suicide nécessitent un traitement médical ou une psychothérapie. Mustard peut soutenir ces traitements, et même (mais toujours en accord avec le thérapeute) permettre une réduction prudente des médicaments devenus indispensables.

Fleurs complémentaires (cf. page 27) : Gorse, Larch, Olive, Sweet Chestnut, Willow.

Mustard élimine le « voile noir » qui caractérise les états dépressifs.

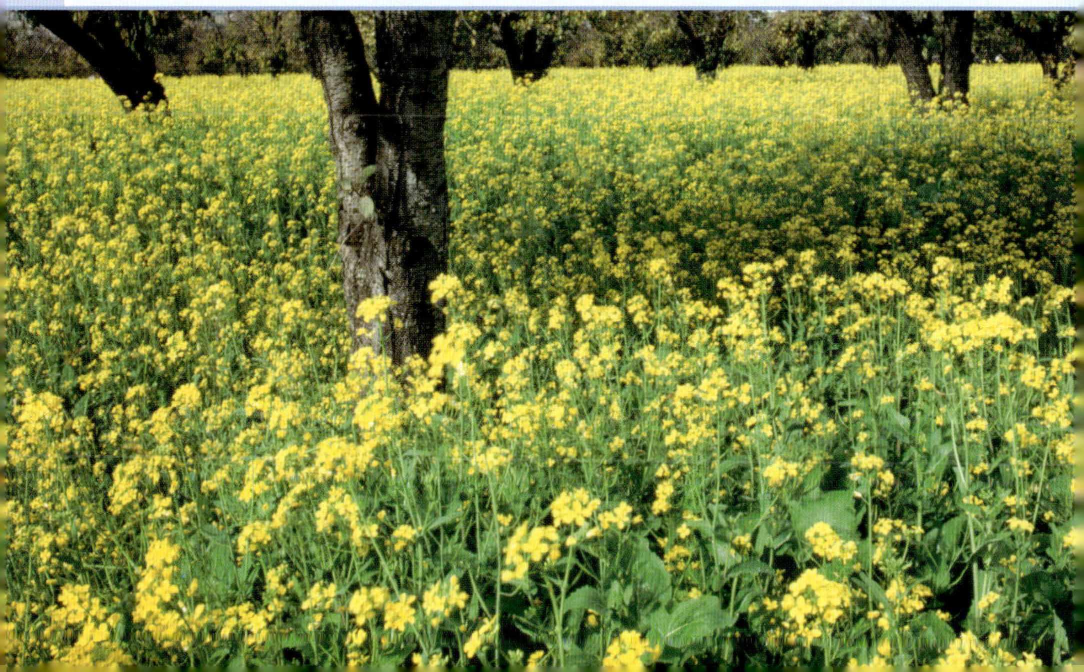

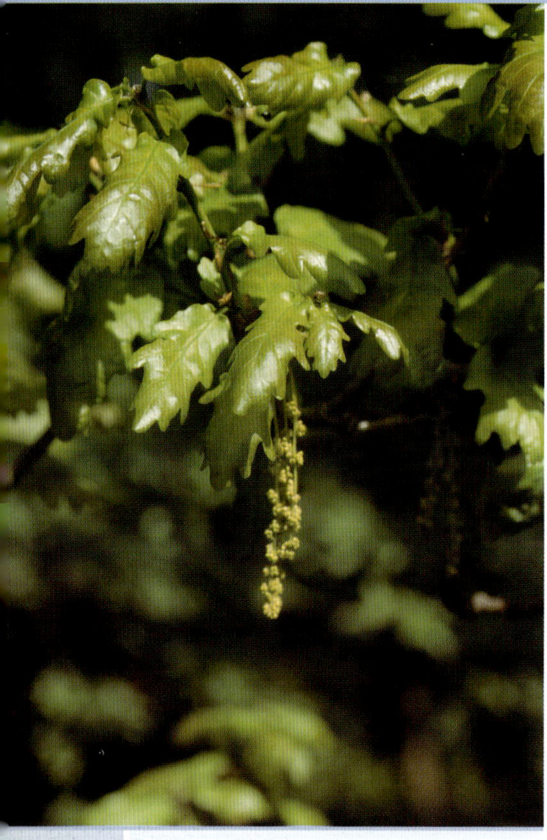

Oak permet de faciliter la demande d'aide auprès d'autrui dans les cas difficiles.

Oak/Chêne

« La persévérance est fille de la force, l'entêtement fille de la faiblesse, c'est-à-dire de la faiblesse d'esprit. »
Marie von Ebner-Eschenbach

Il faudrait tirer la « sonnette d'alarme », car vous savez bien que vous avez de l'ouvrage par-dessus la tête. Vous vous sentez fatigué et sans force, mais l'idée de déléguer une partie de votre travail, ou de vous organiser pour trouver de l'aide, ne vous effleure même pas, et vous continuez, comme mû par une obligation intérieure. « Ne jamais abandonner », « tenir à tout prix » pourraient être vos devises. « Je ne peux quand même pas laisser tout faire aux autres » est votre première pensée en cas de maladie, et votre sens du devoir et votre volonté vous donnent la force de continuer. Peut-être avez-vous peur que les autres prennent mal vos faiblesses ? Peut-être ne voulez-vous pas reconnaître que vous avez, vous aussi, vos limites ? Peut-être avez-vous besoin de cette force extérieure pour vous sentir fort à l'intérieur ?

Comment orienter positivement votre vie

Connaissez-vous le chêne noueux qui résiste à la tempête, sans jamais ployer, jusqu'au jour où il s'abat d'un coup ? Au contraire, regardez le peuplier : il plie et croît, malgré le vent le plus fort. Voyez-vous le parallèle entre le chêne et vous ?
Alors prenez de l'élixir Oak pour retrouver vos forces ; il vous permettra, en outre, de développer votre capacité à reconnaître et à accepter vos propres limites. La persévérance est un trait de caractère important, et sans elle beaucoup d'inventions n'auraient pas vu le jour, mais, comme pour tout

dans la vie, la bonne mesure est un autre facteur déterminant.
Abandonner et persévérer sont les deux pôles entre lesquels vous devez trouver un juste milieu, et Oak peut vous apporter une aide précieuse pour y parvenir.

Fleurs complémentaires (cf. page 27) : Rock Water.

Olive/Olivier

« Car c'est de la déraison que d'aller au-delà de ses forces. »
Sophocle

Êtes-vous fatigué tout le temps ? Avez-vous l'impression de ne plus avoir envie de rien, même des choses qui vous font habituellement plaisir ? En avez-vous assez de tout ? Vous sentez-vous totalement lessivé, au point que vous préféreriez partir ailleurs, ou vous recroqueviller dans un coin tranquille ? Le soir, vous ne faites plus rien de productif, vous tournez en rond, ou vous regardez des émissions télévisées qui ne vous intéressent pas. Cet état est le symptôme d'un épuisement profond ; vous vous surmenez probablement depuis longtemps, passant outre vos besoins de calme et de détente.
Avez-vous tendance à négliger vos propres besoins uniquement parce que vous vous êtes engagé à remplir une tâche ou un travail ? Êtes-vous quelqu'un de correct, au point que vous n'êtes satisfait que quand tout est parfaitement achevé, ou faites-vous partie de ces mères qui se dépensent sans compter pour leur famille ?
Ce type de comportement peut conduire, à force de surmenage, à un état d'épuisement chronique.

Olive redonne de la force en cas d'épuisement nerveux et corporel.

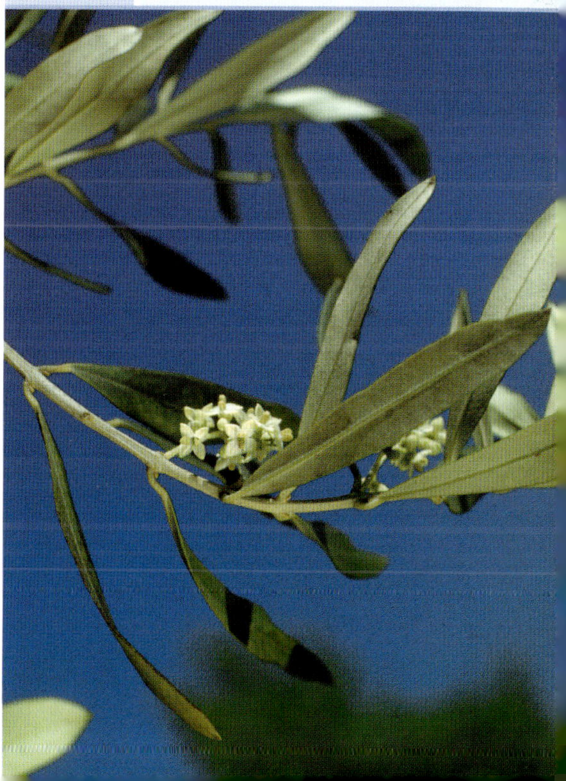

Comment orienter positivement votre vie

Il y a deux façons de se sortir de cet état insatisfaisant :

1 Vous connaissez les causes de votre épuisement : maladie, manque de sommeil ou stress passager, par exemple. Dans ce cas, l'élixir Olive vous remettra rapidement sur pied. À condition, évidemment, que vous changiez d'attitude face aux situations qui vous pompent toutes vos forces. Olive n'est pas un remède miracle qui remplace le sommeil, la détente ou les vitamines.

2 Vous ne savez pas d'où provient cette fatigue ; dans ce cas, consultez un médecin pour vérifier qu'il n'y a pas de causes physiologiques (un manque de fer, par exemple).
Si tout va bien d'un point de vue physiologique, observez vos habitudes comportementales de plus près pour essayer de découvrir quand et comment vous vous surmenez. Peut-être vous êtes-vous reconnu dans les descriptions d'états émotionnels précédentes ?
Dans ce cas, associez Olive à l'essence de fleur complémentaire qui correspond à votre état, afin de traiter le mal à la racine.
Vous devriez aussi commencer à modifier le comportement que vous avez identifié. Olive et sa fleur complémentaire vous y aideront.

Si aucun des modèles comportementaux ne paraît vous correspondre, commencez par prendre Olive. Ensuite, essayez d'apprendre à vous connaître mieux en parlant à un ami proche ou à un thérapeute expérimenté ; vous découvrirez certainement les causes de votre fatigue.

Fleurs complémentaires (cf. page 27) : Centaury, Chicory, Crab Apple, Larch, Oak, Rock Water, Vervain.

Pine/Pin sylvestre

« Il n'est pas de mon devoir de donner aux autres le meilleur absolu, mais le mien aussi pur et sincère que possible. »
Hermann Hesse

Êtes-vous souvent mécontent de vos prestations parce que vous pensez que vous auriez pu faire mieux ? Quand des problèmes surgissent avec les autres, cherchez-vous systématiquement à ramener la faute à vous ? Avez-vous facilement mauvaise conscience ? Avez-vous souvent le sentiment que vous ne satisfaites pas aux besoins et exigences de vos enfants ou de votre partenaire ?
Dans ce cas, vous faites probablement partie des gens qui doutent de tout ce qu'ils font et qui pensent sans arrêt qu'ils auraient peut-être pu mieux faire. Après une fête d'anniversaire réussie, par exemple,

une fois que tous les invités sont partis, vous commencez à chercher ce qui n'allait pas : le dîner était-il vraiment bon ? Les boissons étaient-elles bien choisies ? L'ambiance était-elle assez sympathique ? Il arrive même parfois que vous souffriez d'insomnie parce que vous vous tourmentez pour une décision que vous avez prise ou des paroles que vous avez prononcées. Vous vous sentez également responsable et coupable des erreurs des autres. Or votre insatisfaction et vos doutes ne s'appliquent pas uniquement à vos actes, mais aussi à vos qualités humaines. Et là aussi, vous vous sentez mauvais et insuffisant. Que d'autres vous assurent le contraire ne vous aide guère, car dans votre cœur siège, comme une flèche empoisonnée, le sentiment de l'insuffisance. Les conséquences sont le manque d'assurance, de détachement, et un effort permanent de tout faire à la perfection afin d'être à la hauteur des exigences très hautes que vous vous fixez vous-même.

Comment orienter positivement votre vie

L'essence Pine ne vous libérera pas d'un coup de baguette magique de votre sentiment de culpabilité, mais elle vous aidera à vous considérer sous un meilleur jour et à évaluer vos actes avec plus de justesse. Dans tout ce que vous entreprenez, essayez de vous dire : « Je fais de mon mieux, et si cela ne suffit pas à autrui, c'est son problème. Cela veut dire que, tant que je m'efforce de faire de mon mieux, je n'ai pas de reproches à me faire, même si l'autre considère que c'est insuffisant ». Pine peut même nous aider à voir plus clair dans les situations passagères où nous nous mettons à nous torturer l'esprit avec des remords.

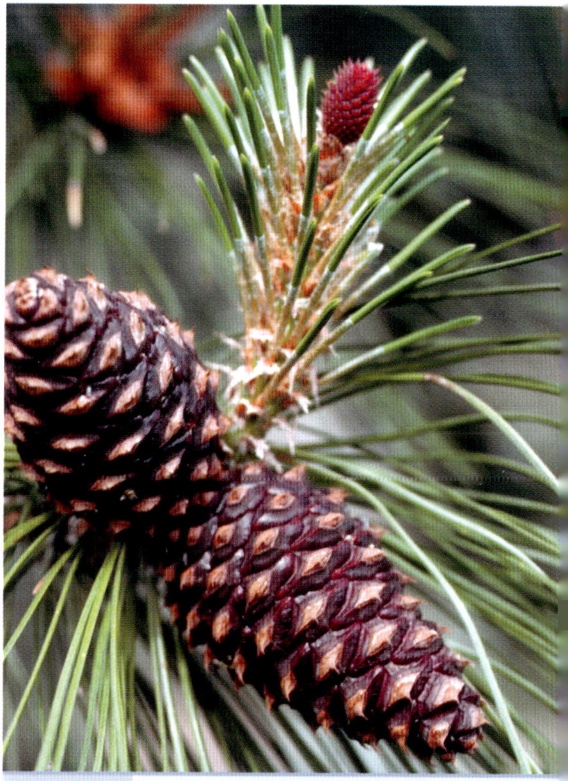

Pine agit contre les sentiments de culpabilités permanents.

Fleurs complémentaires (cf. page 27) : Crab Apple, Gorse, Honeysuckle, Larch, Rock Water, Sweet Chestnut, White Chestnut.

Red Chestnut/Marronnier rouge ou sauvage

« Toute vision d'horreur disparaît quand on la regarde en face. »
Johann Gottlieb Fichte

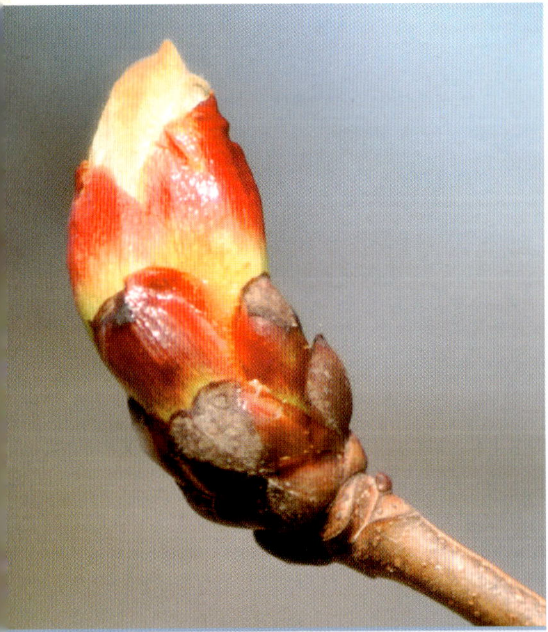

Red Chestnut protège des angoisses excessives pour les proches.

Devez-vous attendre que vos enfants soient rentrés, le soir, pour pouvoir enfin vous endormir ? N'êtes-vous rassuré que si vous avez des nouvelles régulières de votre partenaire, en voyage ou en déplacement ? Craignez-vous en permanence qu'il arrive quelque chose à vos enfants sur le chemin de l'école ? Faites-vous partie de ces parents qui ne cessent de répéter à leurs enfants d'être prudents ?

D'une manière générale : la peur que quelque chose arrive à vos proches, fait-elle partie de votre quotidien ?

Dans ce cas, l'élixir Red Chestnut est fait pour vous, car le principe central de cette essence est la peur pour les autres.

Cette crainte, qui paraît à première vue très louable, est en fait néfaste ; non seulement pour vous, mais aussi pour les personnes qui en sont l'objet.

Un enfant sensible qui ressent l'angoisse de sa mère, par exemple, risque fort de perdre sa confiance en lui, car de telles angoisses sont en grande partie liées à un manque de confiance de la mère, notamment dans les capacités de son enfant. Comment celui-ci pourrait-il alors avoir confiance en lui-même ? Mais les adultes peuvent aussi être étouffés par une angoisse constante de l'autre.

Comment orienter positivement votre vie

L'essence de Red Chestnut peut vous aider à surmonter votre peur pour les autres. Elle renforce votre confiance en vos proches et vous permet de les accompagner de pensées positives quand ils sont loin. En même temps, elle permettra à vos enfants de développer une plus grande confiance en eux.
Peut-être vous rendrez-vous compte que les angoisses que vous cachiez jusque-là derrière un souci exagéré pour les autres sont en fait orientées vers vous-même et qu'il s'agit en fait de peur de perdre quelque chose ou quelqu'un. Red Chestnut vous aidera à vous détacher de ces angoisses et à les éliminer progressivement.

Fleurs complémentaires (cf. page 27) : Chicory, Gentian, Honeysuckle, Mimulus, Rose Rock, Star of Bethlehem.

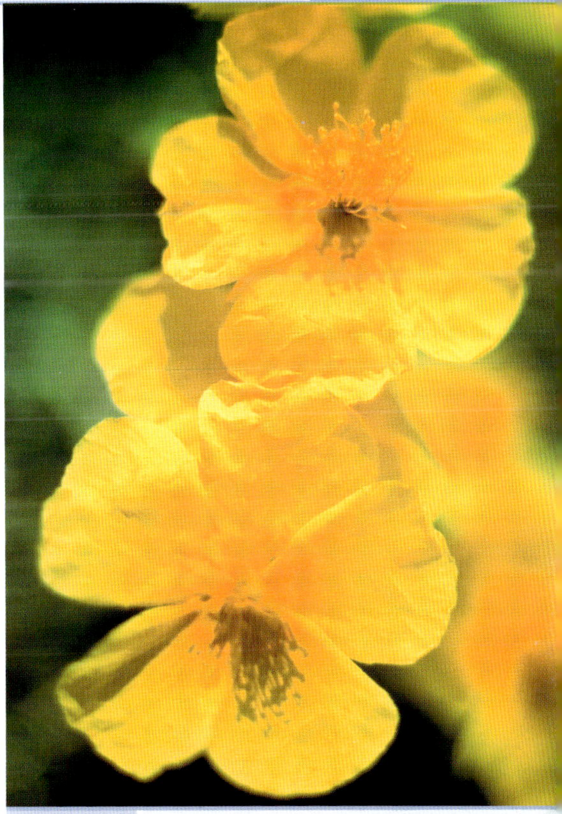

Rock Rose élimine les peurs paniques.

Rock Rose/Hélianthème

« Un naufragé a peur, même d'une mer calme. »
Ovide

Avez-vous déjà été secoué par des trous d'air lors d'un trajet en avion ? Vous êtes-vous déjà trouvé sur un voilier par temps d'orage, sachant que le mât constitue un pôle d'attraction idéal pour la foudre ? Avez-vous déjà vécu un accident de voiture dont vous êtes sorti avec les jambes comme du coton, ou avez-vous vécu toute autre situation dans laquelle vous avez eu l'impression d'être en danger de mort et de ne rien pouvoir contrôler ? Vous connaissez alors la « peur panique », avec le cœur qui s'emballe, la respiration qui s'arrête, et où l'on se sent comme paralysé. On ne prend en général conscience de cette peur qu'une fois le danger écarté, quand le sentiment d'être en état de choc s'installe en nous. Rock Rose vous aidera à vous libérer de votre panique intérieure ; à vous calmer le pouls et à retrouver une respiration normale ; elle vous sortira de votre torpeur et vous permettra de réagir avec mesure.

Peut-être faites-vous aussi partie des gens aux nerfs peu solides qui paniquent facilement, même quand la situation n'a rien d'extrême ; qui s'affolent et perdent le contrôle d'eux-mêmes. Ce genre de panique survient, par exemple, vous avez perdu quelque chose de précieux, ou quand vos proches ne rentrent pas à l'heure à la maison. Un examen, l'attente de résultats d'analyses médicales et leurs conséquences peuvent aussi déclencher ce type de peurs paniques.

Comment orienter positivement votre vie

Chaque fois que vous vivez une situation exceptionnelle ou une crise ; que des circonstances extérieures provoquent la peur, ou même l'effroi, chez vous, faites confiance à l'effet apaisant de Rock Rose. Reportez-vous aussi au remède d'urgence (page 98).

Rock Water/Eau de roche

« On maîtrise la vie en souriant, ou pas du tout. »
Proverbe chinois

Vivez-vous selon des règles et des principes stricts ? Avez-vous, par exemple, tendance à vous tenir à vos exercices de gymnastique et à vos régimes avec une rigueur extrême ? Recherchez-vous toujours la perfection dans votre travail ? Faites-vous également partie de ces gens consciencieux et fiables qui sont un vrai bonheur pour les employeurs ? Vous fixez-vous vous-même des objectifs élevés que vous ne parvenez souvent à atteindre qu'au prix d'efforts considérables ?

Vous vous demandez probablement : « Et alors, qu'y a-t-il de mal à cela ? C'est plutôt bien d'être discipliné et exigeant avec soi-même ». Évidemment, c'est bien, mais seulement tant que cela ne gâche pas votre joie de vivre et votre bien-être. La discipline et le sens du devoir peuvent faire de nous des fanatiques butés et des ascètes dénués d'humour, qui oublient de savourer les bons moments de la vie. Nous avons alors tendance à enfouir la partie de notre être qui ne correspond pas à l'image idéale que nous nous faisons de nous-mêmes. Notre besoin de perfection et notre respect de la discipline font parfois de nous des êtres sévères, rigides et égocentriques.

Ce comportement n'est pas toujours aussi nettement marqué ; certaines personnes ne ressentent qu'un manque certain de légèreté et de joie de vivre.

Comment orienter positivement votre vie

L'essence Rock Water est une sorte d'« at-tendrisseur » qui vous aidera à vous prendre un peu moins au sérieux et à découvrir les côtés futiles de la vie. Ce n'est pas parce que nous ne faisons pas tout à la perfection, ou que nous oublions nos principes de temps en temps, que nous ne sommes pas aimables. Vous vous sentirez plus vivant et plus gai si vous êtes moins sévère et moins exigeant avec vous-même. Essayez d'être un peu plus indulgent envers vous-même et dorlotez-vous comme vous dorloteriez un être cher. Sans doute avez-vous jusqu'ici toujours rempli vos tâches à 150 pour cent. Alors essayez une fois de vous satisfaire de 80 pour cent : la plupart du temps cela suffit amplement.

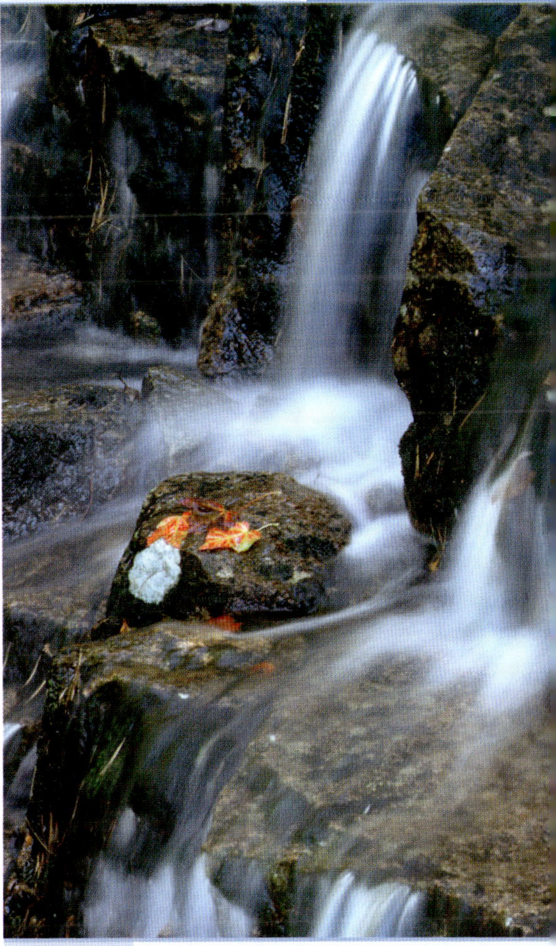

Rock Water aide à tempérer les comportements perfectionnistes.

Fleurs complémentaires (cf. page 27) : Beech, Crab Apple, Oak, Pine.

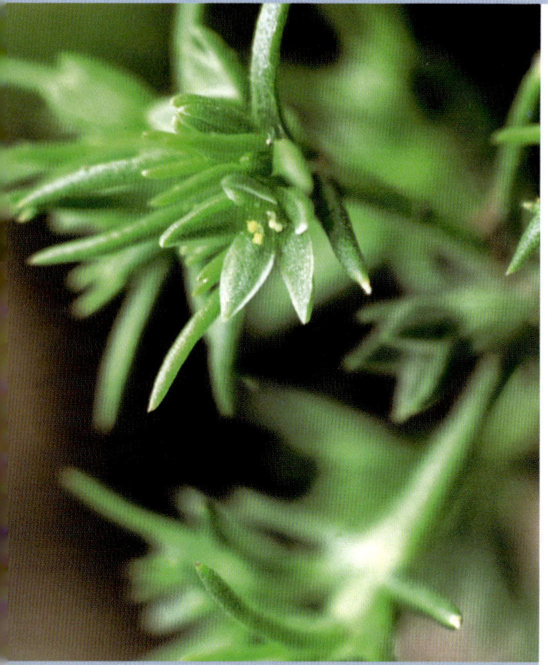

Scleranthus a un effet stabilisateur sur les humeurs changeantes et les avis fluctuants.

Scleranthus/Gnavelle

« Si tu hésites, désespéré, entre deux choses, choisis celle qui semble la plus difficile à ton Moi profond, car rien ne lui est plus difficile que la vérité. »
Ibn Atá Alláh

Avez-vous souvent du mal à vous décider entre deux possibilités ? Vous êtes invité à deux soirées le même jour, par exemple, et vous aimeriez bien accepter les deux. Que faire ? La première vous paraît d'abord plus attrayante, puis la seconde, et plus vous y réfléchissez, plus les arguments pour et contre se bousculent, et plus la décision semble difficile. À la fin vous vous sentez complètement bloqué et vous laissez le hasard décider.

Avez-vous du mal à vous concentrer, parce que d'innombrables pensées vous trottent en permanence dans la tête ? Êtes-vous sujet à de brusques changements d'humeur ? Vous arrive-t-il de vous sentir gai et insouciant un moment, puis sombre et triste l'instant d'après ?

Changez-vous d'avis à chaque fois qu'un nouveau point de vue est émis ? Cette attitude contribue peut-être à donner aux autres une image versatile et peu fiable de vous.

Vous faites probablement partie des gens à l'équilibre intérieur fragile ; vous réagissez à chaque argument comme une girouette au vent. Vous penchez d'un côté, puis de l'autre. Chaque nouvel aspect d'une situation ; chaque nouvelle pensée vous plonge dans l'hésitation. Chaque décision est donc une véritable torture, surtout si vous cherchez toujours à trouver celle qui vous convient le mieux, mais contrairement aux personnes de type Cerato, qui souffrent également d'indécision, vous ne demandez jamais conseil.

Comment orienter positivement votre vie

L'élixir Scleranthus vous aidera à asseoir votre équilibre interne. Vous en tirerez davantage de calme et de continuité dans votre vie, sans pour autant qu'elle devienne ennuyeuse. Vous serez seulement moins enclin aux changements d'humeur et vous vous sentirez plus sûr de vos décisions. Vous conserverez évidemment la faculté d'examiner les choses sous tous leurs angles et l'envie de les gérer au mieux, mais vous serez capable de prendre la bonne décision sans hésiter.

Star of Bethlehem/ Ornithogale

« Lève les yeux et tu verras les étoiles. »
Proverbe philippin

Avez-vous en ce moment besoin de réconfort parce que vous avez appris une terrible nouvelle ou que vous avez subi une lourde perte ? Avez-vous du mal à surmonter un traumatisme physique ou psychologique passé, comme un accident, une séparation ou une humiliation ?

Il arrive souvent qu'aucun travail n'ait été fait sur ces expériences négatives et que leurs conséquences pèsent encore lourdement sur les sphères physiques et psychologiques de longues années après. Elles s'extériorisent alors sous la forme de troubles neurovégétatifs. Un chagrin refoulé peut par exemple entraîner des insomnies, des troubles cardiaques ou l'alopécie. Une humiliation peut provoquer des maux d'estomac pendant des années. Ou un accident de voiture peut engendrer la peur insurmontable de remonter dans un véhicule.

Star of Bethlehem apporte un réconfort dans les chagrins passés aigus.

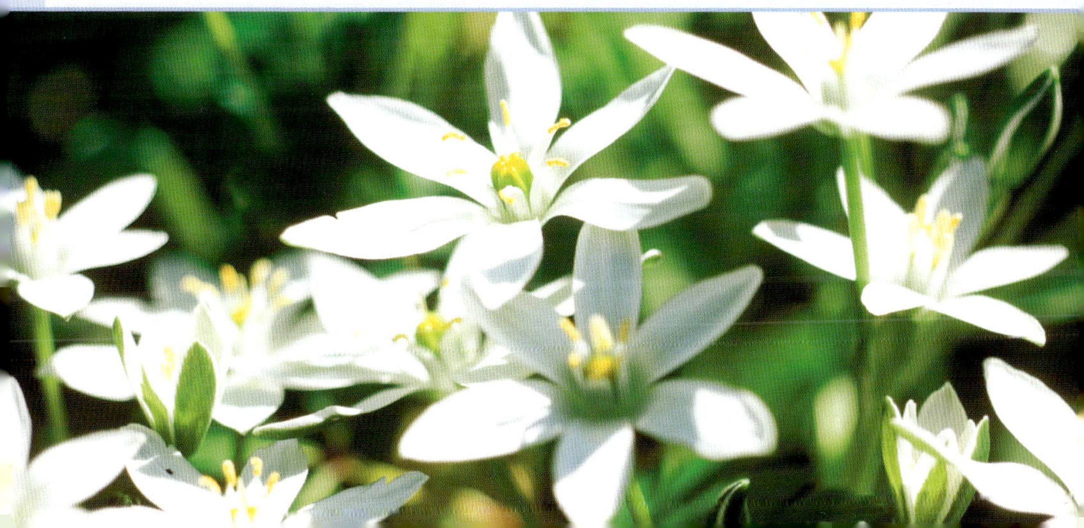

Comment orienter positivement votre vie

Star of Bethlehem, que le Dr Bach qualifiait aussi de « réconfort de l'âme », peut atténuer vos douleurs et votre chagrin dans les situations de crise (voir également « Remède d'urgence », page 113). Elle vous aidera à faire un travail sur les événements qui pèsent sur votre psychisme, même s'ils remontent à plusieurs années, voire plusieurs décennies. Cela permettra aussi de dénouer les blocages internes qui apparaissent parfois à la suite de chocs émotionnels graves, et de libérer votre énergie vitale. Les symptômes physiologiques engendrés par ces blocages disparaissent alors souvent d'eux-mêmes.

Fleurs complémentaires (cf. page 27) : Honeysuckle.

Sweet Chestnut/ Châtaignier

« Dieu nous envoie le désespoir non pour nous anéantir, il nous l'envoie pour réveiller en nous une vie nouvelle. »
Hermann Hesse

Avez-vous déjà eu le sentiment de ne plus pouvoir supporter la situation dans laquelle vous vous trouviez ? Vivez-vous dans une relation qui vous rend malheureux, mais que vous n'arrivez pas à rompre ? Vous sentez-vous totalement découragé, désespéré ? Avez-vous conscience de ne pas pouvoir continuer ainsi, mais sans savoir comment changer la situation ? Vous avez l'impression d'être acculé, impuissant, devant un mur, d'être complètement coupé du monde, de sa lumière et de sa chaleur. Vous n'avez plus l'énergie d'entreprendre quoi que ce soit.

Sweet Chestnut atténue le sentiment de désespoir.

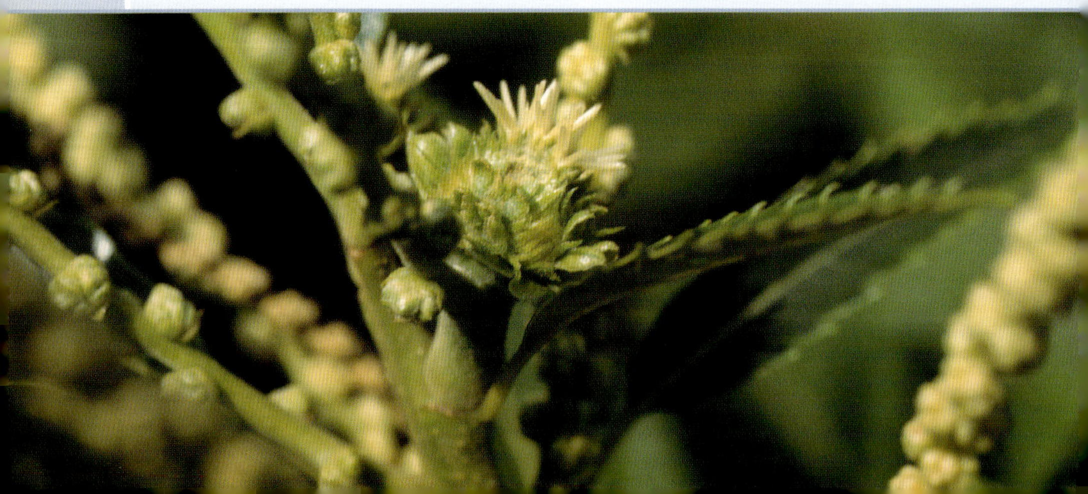

Vous devriez crier votre souffrance, mais même cela, vous n'y parvenez pas. Au lieu de vous plaindre, vous essayez d'être courageux. De toute façon, vous ne voyez pas qui pourrait bien vous aider. C'est pourtant le moment idéal pour vous donner une chance de vous tirer de cet état de profond désespoir. Mais pour cela, il faut être prêt et avoir le courage de s'ouvrir aux autres : en parlant, vous trouveriez d'abord le réconfort, mais vous découvririez peut-être aussi d'autres façons de voir les choses qui pourraient vous indiquer le chemin pour sortir de cette situation de désespoir. Ces situations marquent parfois un tournant décisif qui nous force à changer d'attitude face à la vie. Le ou la partenaire d'un ou d'une toxicomane peut, par exemple, se rendre compte que la séparation est la seule solution possible pour les deux, la seule qui puisse donner une chance à l'autre de guérir.

Comment orienter positivement votre vie

Sweet Chestnut réconforte et atténue le désespoir, quelle qu'en soit la cause : une maladie grave, la perte d'un être aimé ou le martyr interminable d'une relation malheureuse. Il vous aidera à retrouver énergie et espoir et à trouver le chemin qui vous ramènera à la lumière et à la joie de vivre.

Fleurs complémentaires (cf. page 27) : Gentian, Gorse, Pine, White Chestnut, Willow.

Vervain/Verveine

« Tu peux mettre un homme sur le bon chemin, mais pas le forcer à y rester. »
Confucius

Avez-vous tendance à vous enthousiasmer exagérément pour une personne ou une tâche ? Avez-vous besoin de convaincre les autres de ce que vous trouvez bien ? Débordez-vous d'énergie et d'esprit d'entreprise, et vous surmenez-vous souvent physiquement ? Vous sentez-vous souvent tendu et stressé ?

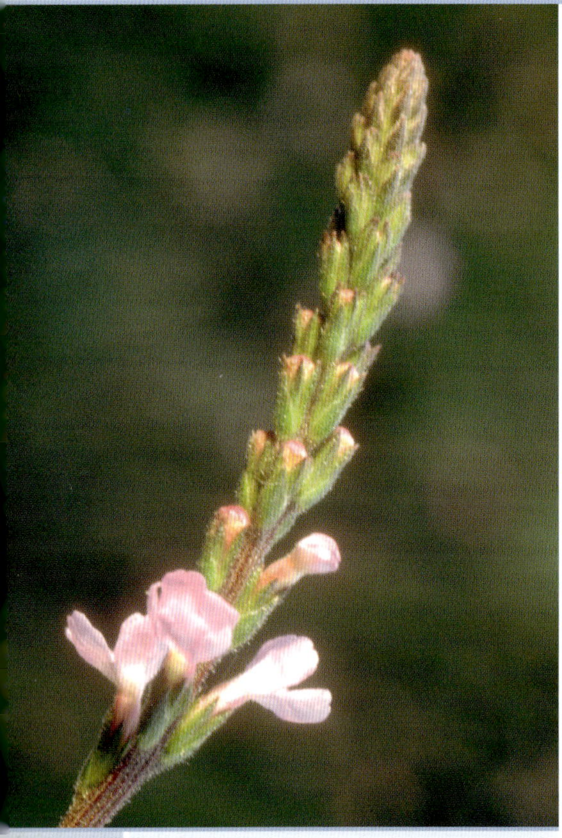

Vervain prévient l'envie exagérée de convaincre autrui.

Vous faites probablement partie des êtres qui s'enthousiasment facilement pour quelque chose, et qui s'y consacrent ensuite jusqu'à l'épuisement. Vous ne revenez jamais sur une décision une fois qu'elle a été prise ; vous menez donc tous vos projets et toutes vos tâches à bien, quelles qu'en soient les conséquences pour votre santé, mais comme vous n'êtes pas particulièrement auto complaisant, vous vivez sous pression permanente et ne vous autorisez que peu de moments de repos. Pas étonnant donc, que le résultat de ce mode de fonctionnement épuisant se manifeste, tôt ou tard, sous la forme la plus fréquente de contractures et de dépression nerveuse. Dans votre désir de faire participer votre entourage à votre enthousiasme, vous en faites souvent trop, et votre « militantisme » vous entraîne à imposer votre façon de voir aux autres.

Comment orienter positivement votre vie

L'élixir Vervain peut vous aider à prêter un peu plus d'attention aux autres et à vous-même. Vous saurez reconnaître les moments où votre enthousiasme pèsera sur les autres, et ceux où vous serez trop exigeant avec eux et avec vous-même. Cet élixir vous aidera à essayer de nouveaux comportements qui correspondront mieux à vos besoins de repos et de détente. Laissez donc votre travail en plan de temps en temps ou annulez un rendez-vous si vous vous sentez fatigué et las.

Fleurs complémentaires (cf. page 27) : Beech, Impatiens, Rock Water.

Vine/Vigne

« Pleure le pouvoir qui enterre celui qui le possédait. »
Talmud

Gardez-vous la tête froide, même dans les situations d'urgence, et prenez-vous, au besoin, la direction des opérations ? Dans les discussions, avez-vous généralement le sentiment d'avoir raison ? Êtes-vous de bon conseil ? Donnez-vous une impression de personne sûre d'elle-même ? Avez-vous une volonté de fer et une ténacité inébranlable ?

Que vous le croyiez ou non, vous avez certainement une « âme de chef ». Doté de puissance et d'autorité, vous assumez rapidement le rôle du « guide » dans les groupes et décidez aisément de la direction à prendre. Peut-être avez-vous d'ailleurs un emploi de ce type. En général, vous parvenez bien à vous imposer et donnez aux autres une image de personnage sévère et inflexible. Si vous perdez toute mesure, cela peut devenir dangereux pour vous-même et pour vos relations avec les autres, car la personne directive et compétente que vous êtes peut se transformer en un véritable tyran, lequel donne ses ordres et n'admet aucune discussion. Votre sentiment d'avoir raison peut facilement dégénérer en volonté d'avoir le dernier mot, car peu importe l'objet : pour vous c'est une pure question de pouvoir. Vous ne mobilisez plus votre énergie et vos compétences que pour une seule chose : diriger autrui en dictateur.

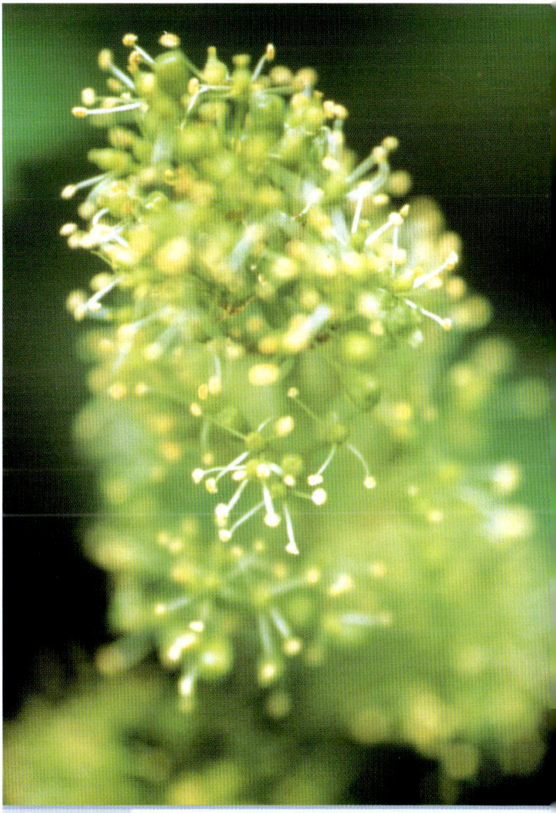

Vine protège des comportements autoritaires.

Ces dispositions pour le pouvoir et la domination sont souvent enfouies. Il faut une bonne connaissance de soi ou l'aide de personnes proches pour prendre conscience de ce trait de caractère. Souvent parce que seul notre entourage souffre de ce comportement. Mais si vous décelez le moindre signe d'abus d'autorité ou de comportement tyrannique en vous, c'est que l'élixir Vine est pour vous. De fortes contractures musculaires ou une raideur des articulations peuvent également être une indication pour cet élixir, car elles trahissent aussi, d'après le Dr Bach, notre aspiration à la domination.

Comment orienter positivement votre vie

L'essence Vine peut vous aider à gérer votre charisme de chef, de manière à ce que vos qualités ne servent pas à soumettre autrui, mais soient employées au bien de tous. Quand vous donnez des ordres, n'oubliez pas que vous vous adressez à des êtres humains qui possèdent eux aussi une âme et un droit à la dignité. Vous trouverez alors un autre ton pour leur parler et vous verrez que vos qualités vous permettent de motiver et de diriger les autres sans avoir à les mettre sous pression.

Fleurs complémentaires (cf. page 27) : Beech, Impatiens, Rock Water.

Walnut/Noyer

« Cela ne sert à rien de converser avec ceux qui suivent un autre chemin. »
Confucius

Êtes-vous à un tournant de votre vie ? Changement de travail, séparation d'avec un partenaire, ou départ de chez vos parents ? Ressentez-vous comme un doute inhabituel quant au bien fondé et à la justesse de votre décision ?
Alors que vous vous souciez habituellement assez peu de l'avis des autres, avez-vous remarqué que vous deveniez influençable et sensible aux réflexions du style « Veux-tu vraiment quitter ce super-poste ? » ou « Tu ne peux tout de même par faire cela à tes parents, déménager dans une autre ville maintenant ? ». Peut-être cela vous touche-t-il au point qu'en fin de compte, vous ne mettrez pas votre projet à exécution, alors que vous savez au fond de vous que votre décision était la bonne. Vous restez chez vos parents ou vous ne quittez pas votre partenaire alors que vous savez pertinemment que votre épanouissement personnel l'exigerait, mais quelque chose vous retient. Un sentiment de culpabilité ou la peur de faire une erreur surgit brusquement.

Dans ce genre de décisions, ce sont les émotions qui jouent le premier rôle, car elles exigent le plus souvent de nous que nous abandonnions des habitudes et des relations qui nous sont chères. Comme c'est difficile, nous hésitons, et nous oscillons entre deux décisions. À ce moment-là, nous sommes particulièrement vulnérables aux influences extérieures qui ajoutent encore à notre doute.

Comment orienter positivement votre vie

Dans les situations qui débouchent sur un nouveau départ, Walnut peut vous aider en renforçant votre capacité décisionnaire.
Il vous permettra de retrouver vos certitudes intérieures et d'oser mettre votre projet à exécution sans vous préoccuper de l'avis d'autrui. Le Dr Bach qualifiait cet élixir de « *link breaker* », ce qui signifie littéralement « briseur de liens ».
Il vous aidera ainsi à vous détaire de vos liens émotionnels et vous donnera des moyens de résister aux influences extérieures ; il vous donnera également la force de suivre votre propre voie, indépendamment de l'opinion et des commentaires des autres. L'essence Walnut atténue aussi les petites et les grosses difficultés qui accompagnent généralement les périodes transitoires de la vie. Il peut atténuer les douleurs du nourrisson qui fait ses dents ; aider l'enfant à faire ses premiers pas à l'école ; mettre un peu d'ordre dans le chaos de la puberté ; adoucir les tensions et les accès d'instabilité de la ménopause ou aider à accepter paisiblement la vieillesse.

Fleurs complémentaires (cf. page 27) : Centaury, Wild Oat.

Walnut facilite les nouveaux départs professionnels et privés.

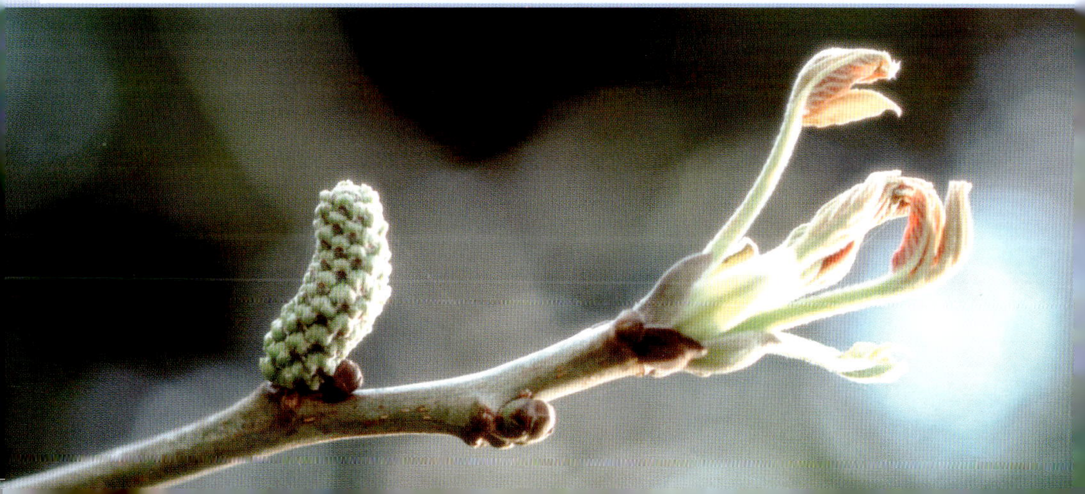

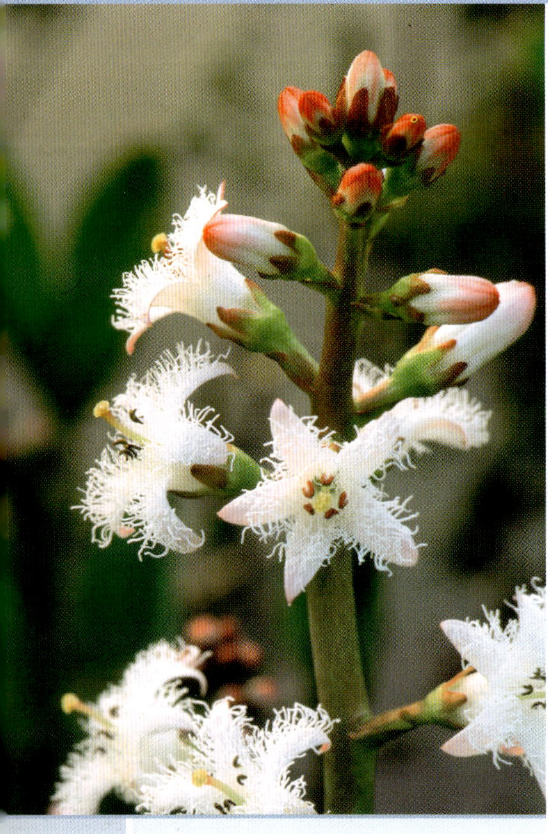

Water Violet facilite les contacts avec autrui.

Water Violet/ Violette d'eau

« Même si tu as toutes les qualités, tu es incomplet s'il te manque l'humilité. »
Sagesse juive

Vous arrive-t-il de vous sentir seul au beau milieu du brouhaha d'une fête chez des amis ? Avez-vous du mal à établir rapidement le contact avec les autres, parce que vous êtes plutôt réservé et distant ?

Préférez-vous résoudre vos problèmes tout seul, sans en faire tout un plat ? Refusez-vous de vous mêler des affaires des autres ? Dans ce cas, vous faites probablement partie des gens qui se dressent comme des rochers au milieu du déferlement des flots, calmes, réfléchis et insensibles au désordre humain qui les entoure.

Comment imaginer que vous aussi puissiez avoir des problèmes, puisque vous n'en laissez rien paraître ? Aux autres, vous faites l'effet d'un être fort, parfois même un peu froid et inaccessible. Cette impassibilité traduit souvent un sentiment secret de fierté et de supériorité fondé sur des dons ou des qualités exceptionnels ou/et parfois sur la richesse ou l'aisance parentales. Chez certains individus de type Water Violet, la fierté (justifiée) donne malheureusement naissance à de l'arrogance et à un complexe de supériorité. Ils oublient peut-être qu'ils doivent leurs facultés à un don hérité ou à un départ dans des conditions financières privilégiées. Ces cadeaux ont servi de fondation à ce qu'ils ont bâti, et ils ont raison d'être heureux et fiers, mais ce n'est pas une raison pour considérer avec arrogance ou supériorité ceux qui n'ont pas eu cette chance.

Comment orienter positivement votre vie

L'élixir Water Violet peut aider ces personnes à ramener leur fierté dans des proportions raisonnables et à éliminer leur sentiment de supériorité. Il leur apprend à se débarrasser de leur complexe de supériorité et à considérer leur destin avec gratitude et humilité. Water Violet vous aidera à sortir de votre réserve excessive, à aller davantage vers les autres et à vous sentir intérieurement moins seul.

Fleurs complémentaires (cf. page 27) : Beech, Impatiens, Vervain, Vine.

White Chestnut/ Marronnier blanc

« Là où règne la clarté, la paix se trouve aussi, ou bien elle naît progressivement d'elle-même. »
Wilhelm von Humboldt

Passez-vous des nuits entières, éveillé, à ressasser le même problème ? Vous arrive-t-il de ruminer la même pensée pendant des heures comme un disque rayé sur un phonographe ? Avez-vous du mal à vous concentrer ou à écouter avec attention parce que votre tête est envahie de pensées récurrentes ? Avez-vous du mal à vous endormir parce que vos pensées tournent en rond comme un manèg

venez pas à arrêter ? Ce

souvent provoquées par

d'événements liés à l'angoi chagrin ou à la colère : nous pouvons par exemple nous repasser une dispute et les mots que nous aurions voulu prononcer. Avant un examen, ce peut être la peur d'échouer et, avant une décision importante, la crainte de faire une erreur. Mais des pensées positives peuvent aussi nous obséder : l'organisation

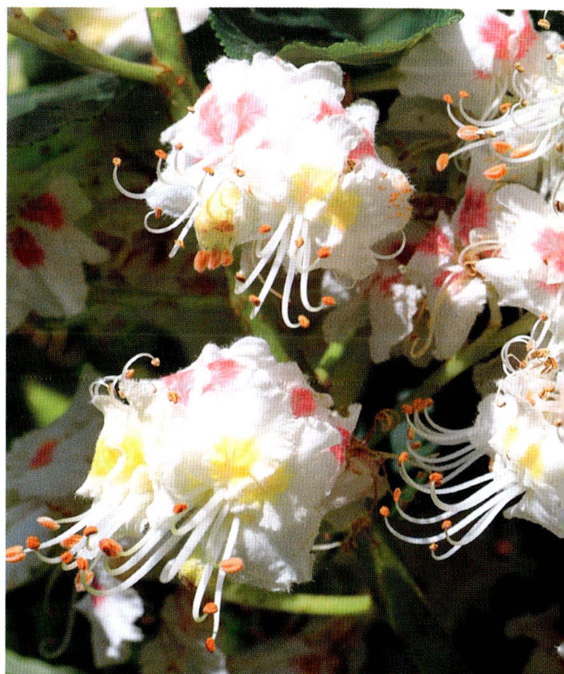

White Chestnut aide à « se déconnecter » des idées obsessionnelles.

d'une fête d'anniversaire ou un voyage, par exemple.

Une fois « partis » dans ces pensées, plus rien ne peut nous ramener à la réalité ; nous ne parvenons plus à nous concentrer, nous devenons distraits et incapables de rétablir le calme et la paix dans notre esprit. Aucune influence extérieure ne parvient plus jusqu'à nous. S'ils se prolongent trop longtemps, ces états peuvent avoir un effet néfaste sur notre bien-être général ; nous manquons de sommeil et certaines pensées négatives peuvent même devenir de véritables obsessions qui nous conduisent à la mélancolie et à la dépression.

Comment orienter positivement votre vie

White Chestnut peut vous aider à rompre le cercle de vos pensées ; vous constatez que le calme et la paix intérieurs se réinstallent progressivement ; vous vous ouvrez à nouveau aux informations émanant de l'extérieur ; vous parvenez à vous concentrer sur le présent et vous dormez mieux.

Il est généralement utile de prendre White Chestnut en association avec des essences agissant sur les émotions qui ont déclenché vos « fixations », qu'il s'agisse de culpabilité, de peur, ou de jalousie.

Fleurs complémentaires (cf. page 27) : Clematis, Holly, Honeysuckle, Mimulus, Pine, Rock Rose, Sweet Chestnut, Vervain, Willow.

Wild Oat/Folle avoine

« Nous exigeons de la vie qu'elle ait un sens, mais elle n'a que le sens exact que nous sommes nous-mêmes capables de lui donner. »
Hermann Hesse

Êtes-vous à un tournant de votre vie et vous demandez-vous ce que vous allez faire ? Vous lassez-vous rapidement des situations, des gens ou des tâches qui avaient pourtant d'abord déclenché votre enthousiasme et votre flamme ? Commencez-vous beaucoup de choses dans votre vie professionnelle, vos loisirs, vos relations, que vous abandonnez au bout d'un moment parce que vous doutez subitement que cela corresponde vraiment à ce que vous recherchez ? Vous sentez-vous parfois désorienté, avec le sentiment de ne pas savoir quoi faire de votre vie ? Vous demandez-vous souvent quel est le sens de votre vie ? Avez-vous du mal à vous décider pour une carrière, parce que vous avez les qualités requises pour de nombreux métiers ?

Vous faites alors sans doute partie des gens qui ne savent pas très bien comment avancer dans leur vie. Ils sont en permanence à la recherche d'un travail ou d'une relation qui les comblerait et les distrairait ; ils ont déjà essayé beaucoup de choses, mais finissent toujours par se demander si cela a vraiment un sens. Contrairement au type Scleranthus, qui n'arrive pas à se décider entre deux solutions, vous avez du mal à choisir, parmi les innombrables possibilités qui vous sont offertes, celle qui vous correspond et vous satisfait pleinement. Vous êtes donc insatisfait, surtout quand vous voyez à quelle vitesse file la vie.

Comment orienter positivement votre vie

L'élixir Wild Oat vous aidera à trouver un sens à votre vie. Prenez le temps d'écouter vos voix intérieures. Vous avez, comme tout le monde, une instance en vous qui sait exactement ce qui est juste et bien pour votre vie et votre développement personnel. Wild Oat vous aidera à prendre contact avec votre voix intérieure. Vous pourrez alors choisir plus facilement entre deux possibilités, et vous vous sentirez plus sûr de vous et plus satisfait.

Fleurs complémentaires (cf. page 27) : Cerato.

Wild Oat aide à donner un sens à sa vie.

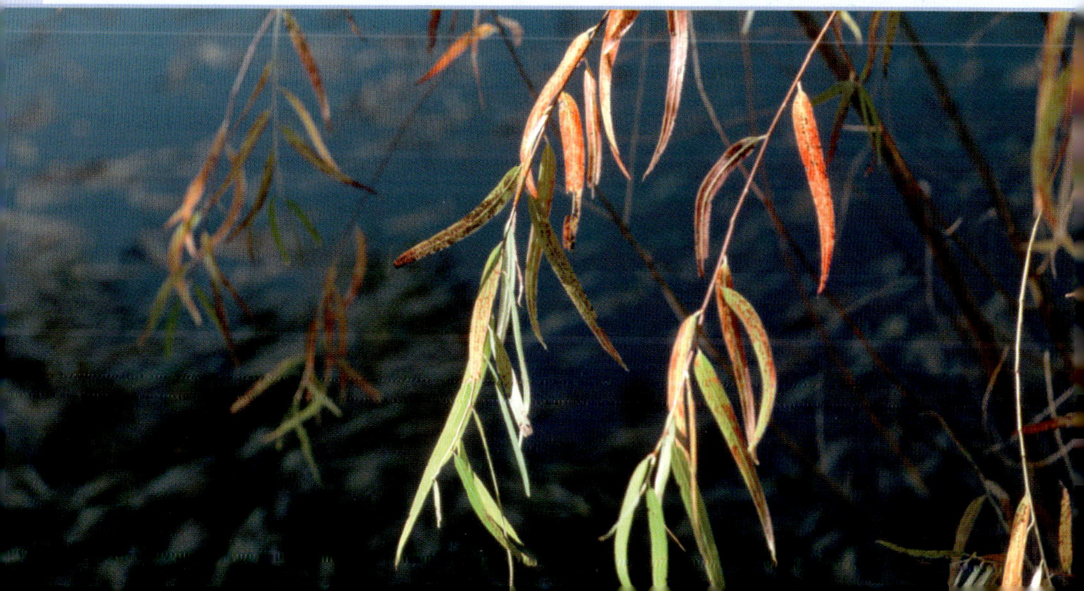

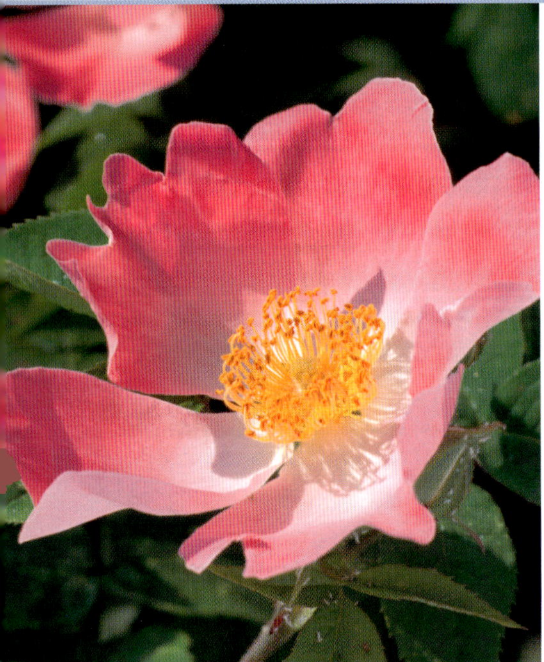

Wild Rose vous donnera du courage et de la joie de vivre.

Wild Rose/Églantier

« Si j'ai une branche verte dans le cœur, un oiseau chanteur pourra s'y poser. »
Proverbe chinois

Avez-vous souvent le sentiment de vivre derrière un voile qui ne laisse passer ni joie, ni tristesse ? Pensez-vous que tout est déterminé d'avance et ne tentez-vous donc rien pour changer quoi que ce soit à votre personne, votre maladie ou votre destin ? Vous sentez-vous souvent indifférent alors que vous auriez des raisons de vous réjouir (de ce que vous êtes en bonne santé ainsi que votre famille, par exemple, ou d'une bonne chose qui vous serait arrivée) ? N'avez-vous pas le sentiment, au plus profond de vous-même, d'être extérieur à la vie ? Vous arrive-t-il de vous sentir las et sans entrain, avec le sentiment que « tout cela ne sert à rien » ?

Vous faites alors probablement partie des gens qui acceptent avec résignation les épreuves de la vie. Ce type de fatalisme est parfois confondu avec le sentiment d'être au-dessus de tout. Mais il lui manque la joie intérieure et le sentiment du bonheur.

Certaines personnes ne sont absolument pas conscientes de la profonde résignation de leur attitude. Elles ressentent parfois un vide intérieur et une absence de joie de vivre qui sont comme le fil conducteur de leur vie, indépendamment des impressions extérieures. Ou bien elles remarquent qu'elles se conforment sans entrain ni envie au *modus vivendi* de leur environnement. Ce type d'attitude fermée au monde extérieur est souvent engendré par des événements vécus dans la petite enfance ou par une longue maladie.

Comment orienter positivement votre vie

L'élixir Wild Rose ne peut évidemment pas modifier un tel comportement du jour au lendemain ; une psychothérapie est même souvent nécessaire, mais Wild Rose peut vous aider à « entrebâiller les persiennes » avec précaution. Pour cela, il est indispensable que vous preniez conscience de votre état et que vous vous rendiez compte que la situation d'urgence qui vous a plongé dans ce gouffre n'existe probablement plus aujourd'hui.

Si vous êtes déjà possédé par un sentiment de résignation (dû à la maladie ou à une fatalité, par exemple), Wild Rose vous rendra « mobile » et vous aidera à voir que vous pouvez améliorer votre situation en agissant, au lieu de la supporter avec résignation.

Fleurs complémentaires (cf. page 27) : Gentian, Honeysuckle, Mustard, Star of Bethlehem.

Willow/Saule

« Ce n'est pas ce que nous vivons, mais la manière dont nous ressentons ce que nous vivons qui détermine notre destin. »
Marie von Ebner-Eschenbach

Avez-vous le sentiment d'attirer les ennuis comme un aimant ? Vous demandez-vous quelquefois secrètement ce que vous avez fait pour mériter cela ? Faites-vous partie des gens pour qui tout tourne toujours mal ? Votre voiture est probablement plus souvent en réparation que les autres, et quand vous êtes en vacances, vous devez toujours au moins changer une fois d'hôtel avant de tomber sur une chambre correcte. On pourrait allonger indéfiniment la liste des catastrophes qui semblent nous accabler, comme si le destin nous en voulait tout particulièrement. Avec le temps, nous finissons par développer un sentiment d'aigreur et d'amertume à l'égard de ceux qui semblent avoir plus de chance que nous. Nous n'espérons plus rien de positif et n'attendons plus que du négatif des événements.

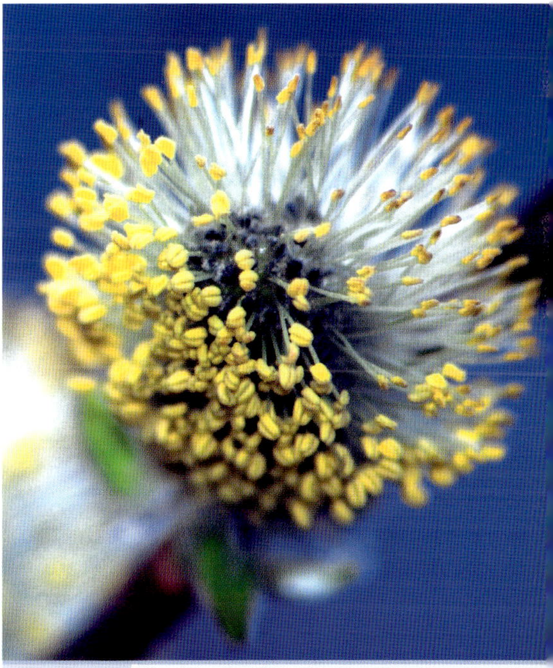

Willow aide à surmonter le sentiment d'amertume.

Nous oublions alors de voir les situations positives qui se présentent. Nous remarquons toujours quand nous attendons dans la file la plus lente au péage de l'autoroute, mais nous oublions rapidement les fois où nous avons eu de la chance et sommes passés très vite. Nous voilà pris dans un cercle vicieux : tant que nous considérerons notre environnement d'un œil négatif et amer, nos expériences ne pourront être que négatives car nos dispositions et nos attentes intérieures influencent directement et indirectement le comportement des autres individus. « Le soleil brille à l'intérieur autant qu'à l'extérieur » dit un adage populaire. Si nous avons une attitude négative et méfiante vis-à-vis de quelqu'un, celui-ci s'en rendra nécessairement compte. Il ne pourra peut-être pas se sentir à l'aise et décontracté, et nous courons à notre prochaine expérience ratée. En cas de maladie longue et difficile, il est encore plus facile de sombrer dans l'aigreur et l'amertume si nous prenons cette maladie comme un coup du destin, et non comme une occasion de changer quelque chose à notre vie pour que notre âme aille mieux.

Vous avez probablement du mal à accepter tout cela et vous pouvez citer un tas d'exemples qui prouvent bien que vous êtes la victime de l'adversité. Nous vivons tous et tous les jours, des événements qui semblent tourner mal, mais ce qui est déterminant, c'est notre réaction, notre effort à voir aussi les bons côtés des choses. Si une manifestation dont je me réjouissais depuis longtemps est annulée, je peux réagir de deux manières : « C'est classique, chaque fois que j'organise quelque chose cela ne marche pas » ou bien « C'est dommage, mais au moins je pourrai écouter le nouveau CD ce soir ».

Comment orienter positivement votre vie

L'élixir Willow peut vous aider à surmonter votre amertume. Si vous y parvenez, vous verrez que vous êtes aussi responsable de votre situation, et non la victime d'une quelconque « puissance obscure ». Le savoir peut vous aider à voir les choses de manière plus positive et à modifier vos réactions en conséquence.

Fleurs complémentaires (cf. page 27) :
Gentian, Gorse, Heather, Holly, Honeysuckle, Star of Bethlehem.

NOTES PERSONNELLES

Pour pouvoir comparer ultérieurement, notez ici les fleurs choisies, la date et les raisons de votre choix.

Fleur(s) choisie(s)	Date	Pourquoi ce choix ?

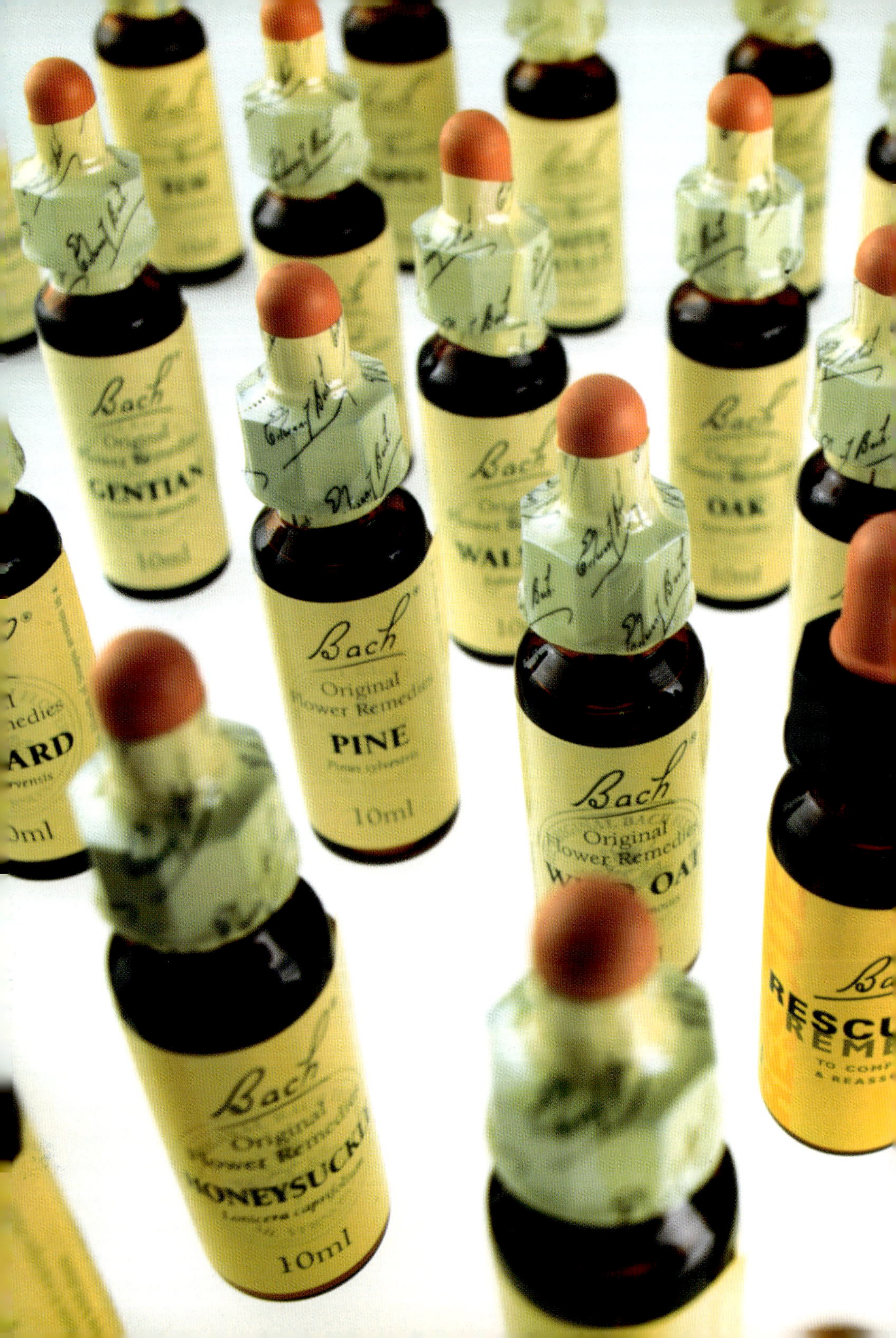
Bach
Original
Flower Remedies
GENTIAN
10ml
OAK
PINE
10ml
Original
Flower Remedies
10ml

L'automédication par les fleurs de Bach

Une fois votre mélange d'élixirs personnel concocté, reportez-vous au présent chapitre pour répondre à toutes les questions que vous vous posez sur l'achat, la préparation et la conservation de vos essences. Vous trouverez également à la fin des indications sur les multiples usages du « remède d'urgence ».

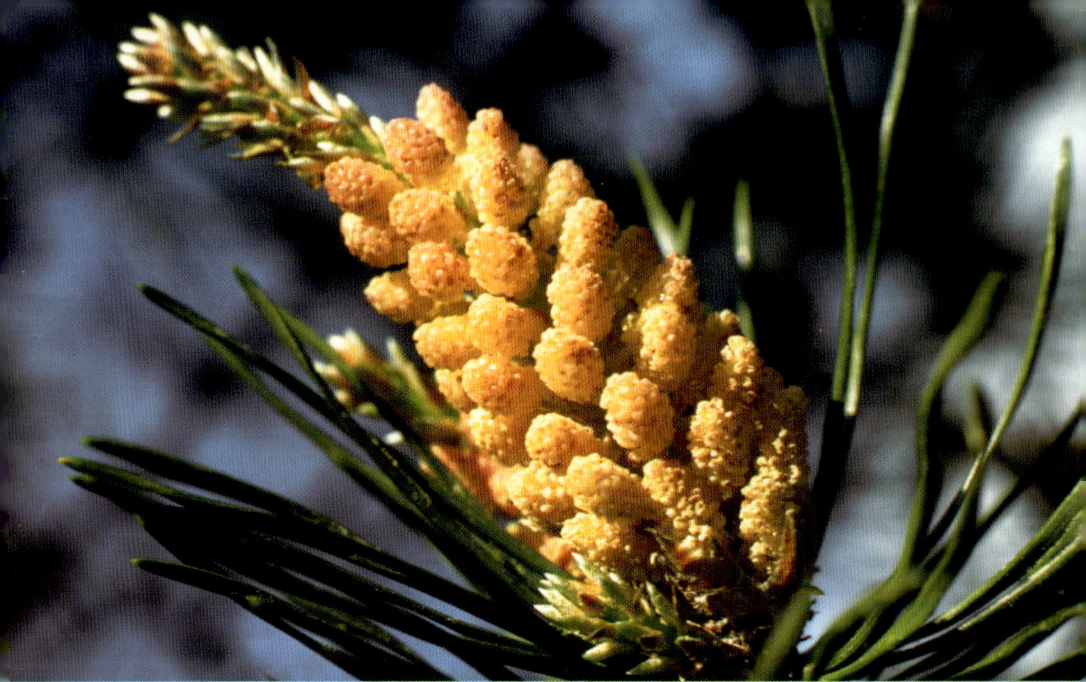

Bien utiliser les fleurs de Bach

Vous trouverez dans ce chapitre toutes les informations nécessaires pour vous soigner vous-même avec succès avec les élixirs de fleurs du Dr Bach. Le texte a été volontairement découpé de manière à permettre un accès rapide aux éléments essentiels, comme le dosage.

Quand vous soigner ?

Les fleurs de Bach peuvent s'employer dans des situations quotidiennes très variées, pour vous traiter vous-même, vos enfants, ou des animaux ou des plantes :

Cas d'urgence ou crise psychique aiguë

Compte tenu de leur simplicité d'utilisation et de l'absence totale d'effets secondaires, les fleurs de Bach sont parfaitement adaptées à l'automédication dans certaines situations de crise de la vie quotidienne comme l'anxiété avant un examen, l'état de choc successif à une séparation ou un décès ; l'appréhension avant de prendre l'avion ; les suites d'un accident (voir le paragraphe « Remède d'urgence », page 113).

Troubles psychiques et physiques durables

L'automédication est également possible, mais seulement après consultation d'un thérapeute, en cas de symptômes physiques. Les fleurs de Bach aident les patients atteints d'affections chroniques à surmonter des états d'âme négatifs, comme le découragement, le désespoir ou l'amertume, et à retrouver l'envie de vivre et l'optimisme qui peuvent contribuer à une amélioration de leur santé. Ce type de traitement nécessite une certaine expérience des fleurs de Bach, beaucoup d'intuition et un don d'observation très sûr. Il est donc vivement recommandé de faire appel à un thérapeute expérimenté au tout début du traitement.

Développement personnel

Les fleurs de Bach peuvent être utiles à tous ceux qui cherchent à se débarrasser de traits de caractère pesants comme l'intolérance, l'orgueil, l'envie, l'agressivité ou un complexe d'infériorité, afin d'atteindre la paix et la satisfaction intérieure. Cela demande néanmoins une assez bonne connaissance de soi et la capacité à reconnaître ses faiblesses.

Enfants et nourrissons

Les enfants réagissent vite et bien au traitement dans les cas de difficultés scolaires, de jalousie vis-à-vis de leurs frères et sœurs, de nostalgie ou d'angoisses, par exemple. En cas de crise aiguë, vous pouvez avoir recours au « remède d'urgence » (page 113). Pour un traitement de fond, veuillez vous reporter au chapitre intitulé « Fleurs de Bach pour les enfants ».

Animaux et plantes

Les fleurs de Bach ont également un effet positif, donc curatif, revigorant et apaisant sur les animaux et les plantes malades ou épuisés.

Déroulement du traitement

Les réactions à la première prise d'essences de Bach sont variables :

- On observe parfois un profond besoin de calme ou de sommeil, ou des phases de rêve plus intenses, signes qu'il se passe quelque chose au niveau psychique. On peut aussi se sentir plus gai dès les premières semaines, avoir davantage d'énergie, mais aussi de stabilité et de satisfaction morales.

- Il arrive, quoique rarement, que l'état psychologique empire un bref moment, ou que des symptômes physiques apparaissent. Interrompez alors le traitement et attendez que ces « réactions de guérison » disparaissent (quelques heures à quelques jours). Reprenez ensuite le traitement en diminuant les doses si nécessaire.

Durée du traitement

Dans les cas de crise aiguë, l'état s'améliore assez rapidement, c'est-à-dire en à peine quelques heures ou en quelques jours. Vous pouvez mettre un terme au traitement dès que vous avez le sentiment d'être de nouveau « à flot » et de ne plus avoir besoin des essences.

- En cas de crise aiguë, prenez votre mélange d'essences pendant trois ou quatre semaines. Cela correspond à peu près à la quantité contenue dans un flacon de 30 ml. Ensuite, vous pourrez recommencer, si vous avez le sentiment que cela vous a fait du bien et que vous en avez encore besoin. Ou bien vous pourrez vous concocter un nouveau mélange qui corresponde mieux à votre état du moment. Mais il faut aussi parfois des mois avant de revenir à l'ancien équilibre.
- Si vous prenez des fleurs de Bach pour votre développement personnel ou pour soigner des troubles durables, il vous faudra un peu plus de patience. Vous devrez aussi être prêt intérieurement à participer activement au processus de guérison. Selon la difficulté de votre cas, votre âge et votre personnalité, il vous

INFO

Les limites de l'automédication

- Les souffrances psychiques graves comme les névroses, les psychoses, les dépressions endogènes et les problèmes et conflits intérieurs profonds ne peuvent faire l'objet d'une automédication. Dans ce cas, il est indispensable de consulter un thérapeute expérimenté.
- Il en va de même des maladies physiques graves. Les fleurs de Bach peuvent être employées pour les alléger, mais uniquement en accord avec le médecin traitant.
- Notre difficulté à reconnaître et à accepter nos erreurs et nos faiblesses constitue souvent une autre limite à l'automédication. Nous nous sentons par exemple malheureux et incompris, mais nous ne parvenons pas à reconnaître que le responsable de cet état est notre propre comportement.

faudra parfois attendre un an avant que les changements se stabilisent. Cela ne signifie cependant pas que le résultat se fasse attendre aussi longtemps : après le premier mélange, c'est-à-dire après les trois ou quatre premières semaines, vous vous sentirez déjà mieux.

Effets secondaires

Aucun effet secondaire indésirable n'a été observé à ce jour tant au niveau psychique que physique.

Interactions médicamenteuses

Il n'y a pas d'interaction avec d'autres médicaments, qu'il s'agisse de plantes, d'homéopathie ou d'allopathie. Une seule exception toutefois : les granules homéopathiques d'Hahnemann, qui ne doivent généralement pas être pris en même temps que les fleurs de Bach. Demandez conseil à votre thérapeute. La prise de fleurs de Bach permet parfois de diminuer les doses d'antidépresseurs chez les patients en traitement psychothérapeutique, mais cela doit être fait avec prudence, pas à pas, et surtout en concertation avec le médecin. Les fleurs de Bach n'ont généralement pas d'effet sur les patients qui prennent des antidépresseurs depuis trop longtemps.

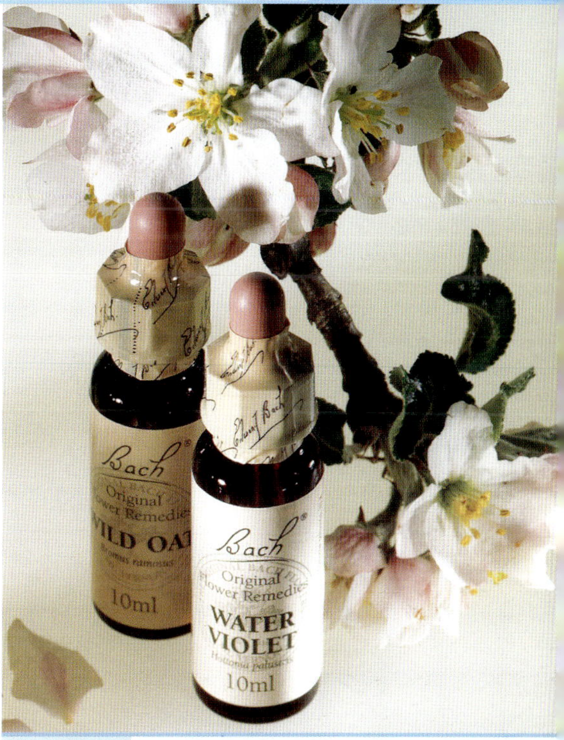

Conservez les flacons d'élixirs à température ambiante et à l'abri de la lumière.

Où vous procurer les fleurs de Bach ?

En France, les fleurs de Bach sont vendues sans ordonnance dans les boutiques diététiques et « bio » spécialisées, ainsi que dans certaines pharmacies homéopathiques et sur Internet. Elles sont le plus souvent commercialisées sous leur nom anglais (mais on trouve de plus en plus le nom français), en petits flacons individuels de 10, 20 ou 30 ml ou en coffrets de 38 ou 40 flacons.

- Attention, les prix peuvent beaucoup varier d'un vendeur à l'autre. Vous pouvez commencer par faire réaliser votre mélange personnalisé : le prix dépendra du nombre d'élixirs utilisés.

INFO

Alternative aux élixirs originaux anglais

- Outre les élixirs produits en Angleterre, on en trouve aujourd'hui en provenance de Californie, qui comptent 16 essences supplémentaires (en plus des 38 fleurs de Bach), soit 54 au total. Mon expérience de plus de vingt ans montre néanmoins que les 38 élixirs choisis par Bach permettent de traiter avec succès tous les états émotionnels décrits.
- Au vu du succès remporté par les fleurs de Bach, les fabricants se sont multipliés ces derniers temps. Veillez à bien choisir votre fournisseur. Chez certains fabricants, le remède d'urgence s'appelle « Five-Flowers-Remedy » et non « Rescue Remedy ».

Préparation d'un mélange d'essences

Si vous préférez concocter vous-même votre mélange d'élixirs, il vous faudra :

- Les flacons d'élixirs de fleurs que vous aurez choisis (voir « Où vous procurer les fleurs de Bach ? »).
- Un flacon avec pipette ou compte-gouttes de 20 ou 30 ml.
- De l'eau minérale ou de source, plate. Pas d'eau distillée, ni d'eau déminéralisée.
- Un conservateur, c'est-à-dire de l'alcool à 45° ou un spiritueux très alcoolisé comme le cognac, un alcool de fruits ou du brandy. Pas de liqueurs. Pour les enfants et les adultes qui ne supportent pas l'alcool, prenez du vinaigre de fruits.

Dilution, mélange et conservation

- Les élixirs sont dilués dans le flacon à compte-gouttes à raison d'une goutte d'élixir pour 10 ml de solution. Cela signifie que pour un flacon de contenance 30 ml, vous devez mettre 3 gouttes d'élixir de chaque fleur. Complétez en remplissant le flacon de trois quarts d'eau de source et d'un quart de conservateur. Toutes les essences sont miscibles entre elles. Par exemple, si vous avez choisi cinq fleurs et que vous voulez préparer un flacon de 30 ml, vous verserez 3 gouttes de chaque élixir dans ce flacon, à savoir quinze gouttes en tout. Remplissez le flacon aux trois quarts d'eau de source et complétez avec un quart de conservateur.
- Si vous voulez que l'effet soit très rapide, dans les situations d'urgence, par exemple, mélangez les essences directement dans un verre d'eau : versez 2 à 4 gouttes d'élixir de chaque fleur choisie et emplissez le verre aux trois quarts d'eau. Buvez cette solution par petites quantités tout au long de la journée. Vous

Les fleurs de Bach apportent satisfaction et joie de vivre.

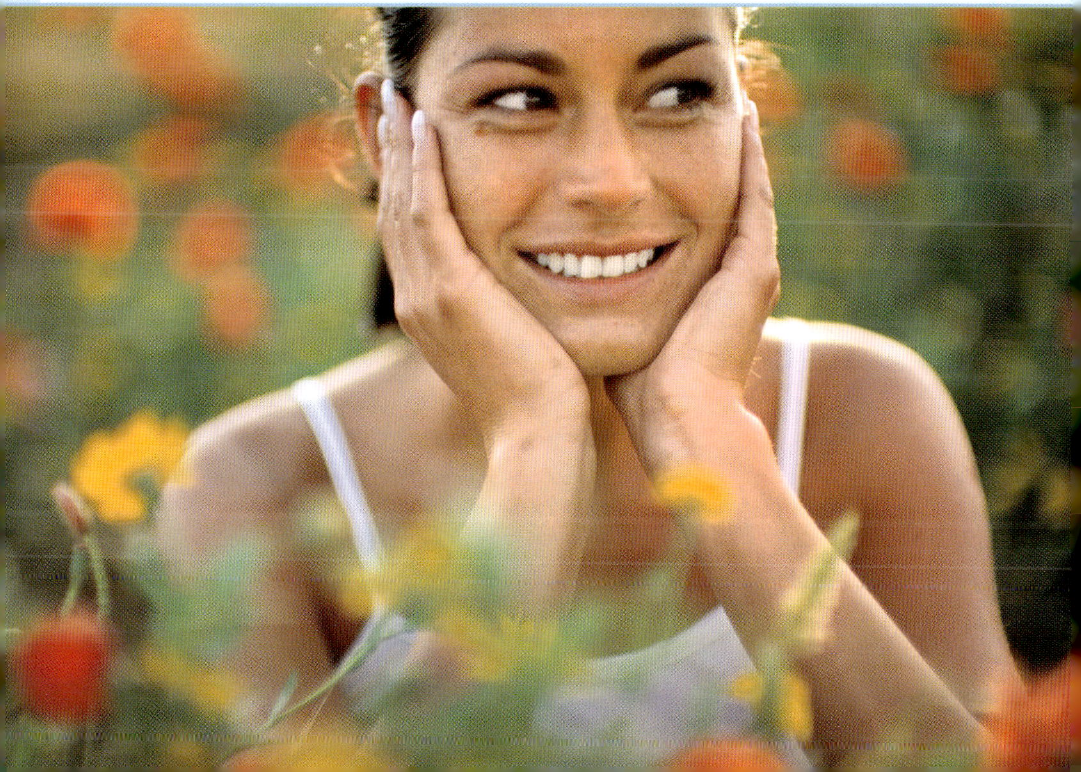

pouvez répéter cette opération au maximum deux semaines jusqu'à ce qu'un effet se fasse sentir.

Entreposage et durée de conservation

Les flacons d'élixirs se conservent pratiquement indéfiniment à température ambiante et à l'abri de la lumière. Les flacons non ouverts peuvent être utilisés même après la date de limite de consommation indiquée sur l'emballage. Cette date ne figure que pour des raisons légales.

Le mélange du flacon avec compte-gouttes se conserve au maximum quatre à cinq semaines. Cessez de l'utiliser dès qu'il change d'aspect ou de goût.

Mode d'administration

- Le dosage courant est de quatre gouttes quatre fois par jour, prises soit directement sous la langue, soit dans une cuillère en plastique. En cas de crise, vous pouvez prendre quatre gouttes toutes les heures jusqu'à ce que vous vous sentiez mieux, c'est-à-dire pendant deux ou trois jours. Ces conseils d'utilisation ne sont qu'indicatifs. En fait, le plus important pour le dosage est votre ressenti personnel. C'est vous qui décidez du nombre de gouttes et de la fréquence des prises. Compte tenu du mode de fonctionnement des essences, le surdosage est impossible et n'a jamais été observé jusqu'ici.
- Prenez vos gouttes le matin, à midi, l'après-midi et le soir, de préférence à l'écart des repas. Pour une meilleure efficacité, conservez le mélange quelques instants dans la bouche.

Aucun effet, que faire ?

Si vous prenez vos gouttes depuis quatre à six semaines et que vous ne ressentez toujours aucun effet, c'est peut-être pour l'une des raisons suivantes :

- Ce n'est pas le mélange qu'il vous faut. Revoyez la liste de vos symptômes (pp. 19 à 23) et comparez-la aux descriptions du répertoire pour trouver les essences qui vous conviennent.
- Vous attendez trop des essences et ne remarquez donc pas les petites modifications.
- Vous n'êtes pas prêt, dans votre inconscient, à changer d'état émotionnel.
- Votre capacité à réagir est bloquée par des antidépresseurs.

Dans ce cas, il est indispensable de prendre l'avis d'un thérapeute expérimenté sur la manière de poursuivre. Ne concluez pas d'emblée à l'inefficacité de la thérapie par les fleurs de Bach.

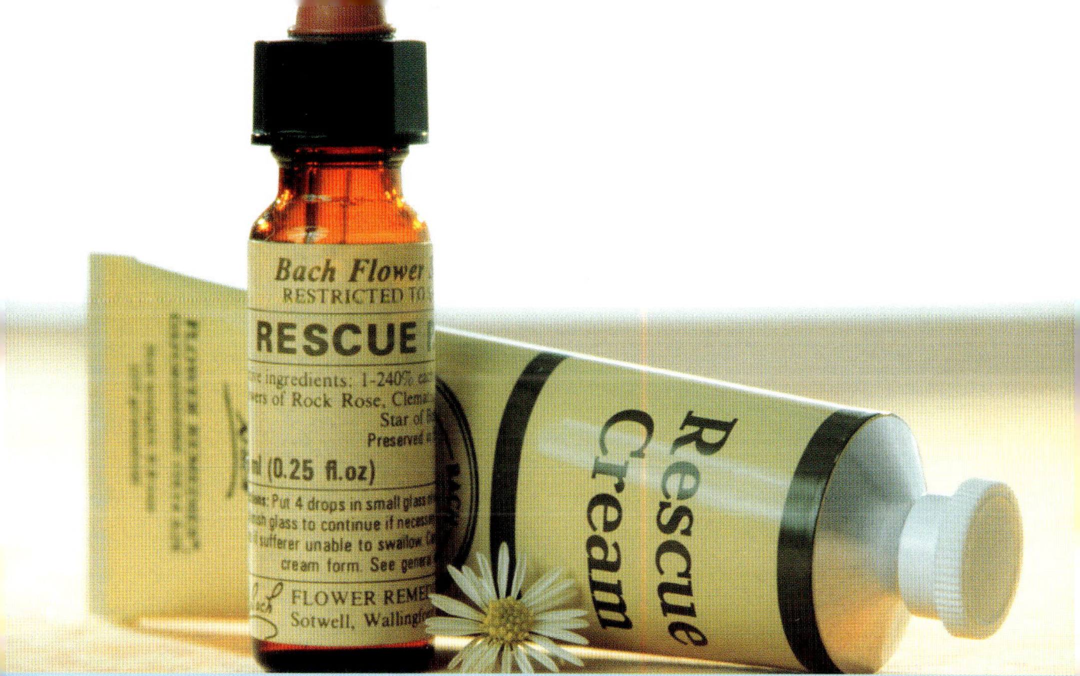

Remède d'urgence (Rescue Remedy)

Le remède d'urgence (Rescue Remedy) est une association de cinq fleurs, concoctée par le Dr Bach lui-même. Il renferme les essences de Star of Bethlehem, Rock Rose, Impatiens, Cherry Plum, Clematis, et s'achète tout fait, dilué ou en petit flacon, auprès des distributeurs des fleurs de Bach. Quand vous achetez le remède d'urgence, exigez toujours le flacon original. Il se conserve beaucoup plus longtemps et revient moins cher avec le temps.

Quand utiliser le remède d'urgence ?

Le remède d'urgence s'utilise dans les situations émotionnelles difficiles du quotidien, exactement comme des médicaments de « premiers secours ». Ces situations peuvent être provoquées par une visite chez le dentiste, un examen, le trac, un voyage en avion, des nouvelles désagréables, la perte d'un être ou d'un animal cher, une séparation…

- Prévu pour les situations de crise, le remède d'urgence peut être pris aussi souvent que nécessaire, mais si la situation dure plus de deux ou trois jours, et que vous ne vous sentez toujours pas mieux, il est conseillé de préparer un mélange d'urgence personnalisé à partir d'élixirs concentrés adaptés à votre état émotionnel du moment.

- Le remède d'urgence soulage également les blessures (petites coupures ou brûlures légères) et les conséquences physiques d'accidents (entorses ou contusions). Il permet de stabiliser l'équilibre émotionnel et fait souvent effet en quelques minutes.

- Le remède d'urgence peut être administré aux adultes, aux enfants et aux nourrissons. Il est également efficace avec les animaux.

! IMPORTANT

Attention

Le remède d'urgence est une sorte de trousse de « premiers secours » en cas d'accident : il aide à surmonter le choc psychologique. Mais il ne peut en aucun cas se substituer à des soins médicaux. Consultez donc immédiatement un médecin.

Application

Le remède d'urgence s'utilise par voie interne ou externe.

Usage interne

- En cas d'urgence, diluez quatre gouttes d'élixir dans un petit verre (20 cl) avec de l'eau plate, du jus de fruit ou une infusion, et buvez cette préparation dans les 15 minutes qui suivent, par petites gorgées. Si vous ne ressentez aucun effet, vous pouvez boire un deuxième et éventuellement un troisième verre.

- Beaucoup de gens prennent le remède d'urgence pur, soit directement sous la langue, soit en léchant les gouttes déposées sur le dos de la main. Dans ce cas, deux gouttes suffisent.

- Le remède d'urgence s'administre pur aux personnes qui ont perdu connaissance. On dépose deux ou trois gouttes sur les lèvres ou sur les gencives.

- Pour les enfants et les nourrissons, versez quatre gouttes d'élixir dans un flacon avec compte-gouttes de 20 ml, et complétez avec de l'eau plate. Versez quatre gouttes de ce mélange sur la langue ou sur les lèvres, à de brefs intervalles.

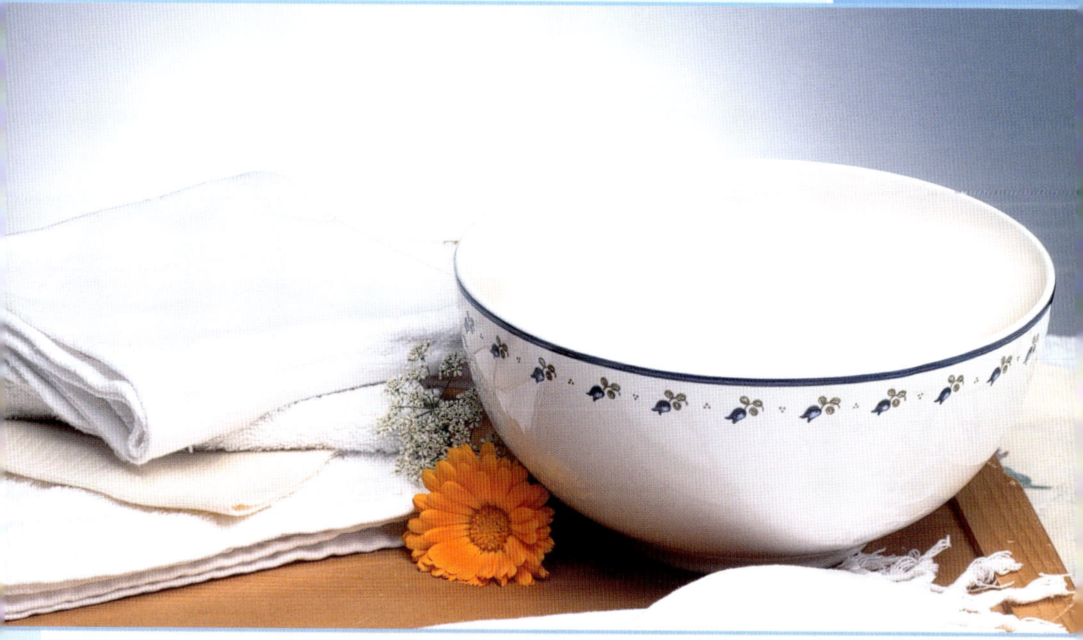

Le remède d'urgence peut aussi être employé en usage externe.

Usage externe

Le remède d'urgence peut être employé en usage externe en cas de tensions, de brûlures et de blessures légères ou de problèmes dermatologiques.

- Diluez six gouttes dans un demi-litre d'eau et faites-en des enveloppements ou des compresses.

Crème

Le centre Bach en Angleterre élabore une crème à partir du remède d'urgence et de l'essence Crab Apple, commercialisée sous le nom « Rescue Cream » dans les points de vente des fleurs de Bach.

Elle permet d'enclencher rapidement le processus de guérison dans le cas de petites coupures, de brûlures légères, de coups de soleil, d'entorses et de contusions, mais vous pouvez aussi utiliser la crème d'urgence sur les piqûres d'insectes, les boutons et les petites affections de la peau.

Je fais des réactions allergiques aux fleurs, puis-je prendre des fleurs de Bach ?

Les élixirs de fleurs de Bach sont des mélanges purs d'eau et d'alcool, et ne contiennent, compte tenu de leur mode de préparation, aucune substance susceptible de déclencher une allergie. Les personnes allergiques peuvent donc parfaitement en prendre.

Les fleurs de Bach ont-elles un effet sur les troubles physiologiques ?

Les fleurs de Bach ont un effet sur les troubles physiologiques comme les maux de tête ou la chute de cheveux quand ils sont d'origine psychologique. Pour le mal de tête, il peut s'agir du sentiment permanent d'être dépassé ; pour la chute de cheveux, d'un grand chagrin dont on n'aurait pas fait le deuil. Les fleurs de Bach peuvent atténuer les troubles, voire les éliminer complètement.

Si les troubles sont liés à des altérations organiques ou à des troubles hormonaux, les fleurs de Bach peuvent être employées pour améliorer le moral du patient. Leur effet est alors indirect.

Puis-je renforcer l'effet des fleurs de Bach ?

Oui. Les fleurs de Bach ne sont pas une sorte d'entonnoir de Nuremberg qui transforme tout ce qu'on y verse en quelque chose de totalement différent. Leur effet dépend de notre collaboration.

Si vous prenez par exemple une fleur pour pouvoir dire plus facilement « non », vous devez commencer à vous exercer à dire « non », avec précaution, mais consciemment. Si vous prenez une fleur pour être plus calme, vous pouvez aussi vous exercer à garder le calme recherché par un entraînement autogène.

Les fleurs de Bach nous aident à modifier certains de nos comportements, certes, mais c'est nous-mêmes qui devons changer.

Si j'ai du mal à me décider pour 10 fleurs au maximum, pourquoi ne puis-je pas prendre les 38 ?

Cette possibilité était déjà rejetée par le Dr Bach. Si nous prenons les 38 élixirs en même temps, les informations de chaque fleur se superposent et deviennent inexploitables par notre organisme.

Puis-je aussi traiter des animaux ou des plantes avec les fleurs de Bach ?

Oui bien sûr ! Les animaux, comme les plantes, réagissent aux élixirs.

Versez une pipette de remède d'urgence dans deux litres d'eau pour soigner des plantes maladives.

Pour les animaux, vous devrez d'abord trouver les fleurs adaptées à leur comportement ou à leur état.

Où les fleurs de Bach poussent-elles ?

Elles poussent en Angleterre et, pour certaines, encore sur le mont Vernon où le Dr Bach les cueillait déjà il y a 80 ans.

Est-ce qu'il y a des risques si je me trompe ?

Non ! Même si vous choisissez des fleurs qui ne vous conviennent pas ou que vous en prenez trop, cela n'aura aucun effet néfaste sur votre santé ni votre bien-être. Le principe de fonctionnement des fleurs de Bach est semblable à celui d'une serrure et de sa clé : seules les fleurs qui vous conviennent peuvent avoir un effet.

Combien de temps peut-on conserver les fleurs de Bach ?

Les flacons d'origine peuvent être conservés quasiment indéfiniment, à condition d'être entreposés à des températures inférieures à 40 °C. La date limite de consommation indiquée (établie pour une durée de conservation de 5 ans), n'est qu'une mention légale et ne correspond pas à la véritable durée de conservation.

Les mélanges se conservent quelques mois.

L'effet des fleurs de Bach est-il modifié par la pollution environnementale ?

Il faut distinguer la pollution chimique (insecticides, pesticides, pluies acides) et la pollution électromagnétique (ou smog électromagnétique). Comme les fleurs de Bach n'agissent pas sur les substances chimiques, la pollution chimique ne modifiera pas non plus leur effet. Une influence électromagnétique est en revanche envisageable, parce que ce type de smog peut agir sur les informations physiologiques. Il est donc particulièrement important que les arbres et les arbustes sur lesquels sont prélevées les fleurs vivent dans une nature aussi vierge que possible.

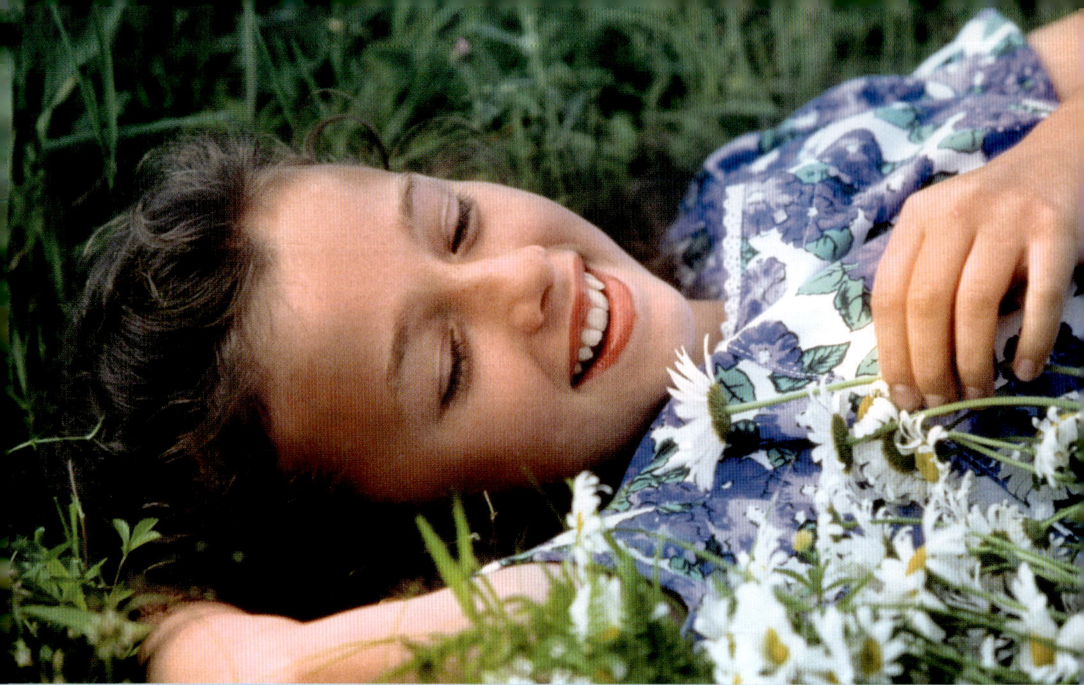

Fleurs de Bach pour les enfants

Les enfants peuvent, tout comme les adultes, trouver l'équilibre et l'harmonie dans les fleurs de Bach, et il n'y a en cela aucun risque qu'elles altèrent totalement l'être d'un enfant. Il s'agit plutôt d'équilibrer en douceur, mais efficacement, d'éventuelles « irrégularités » de comportement. Les fleurs de Bach ne font que soutenir l'attention portée par les parents et apporter une aide précieuse au développement harmonieux de l'enfant.

Dans ce chapitre, vous trouverez une brève introduction concernant l'utilisation des fleurs de Bach chez l'enfant et des conseils à prendre en compte pour le traitement.

Le traitement des enfants

Les fleurs de Bach sont particulièrement adaptées au traitement des enfants, car ceux-ci réagissent immédiatement à leurs propriétés. En effet, alors que des états émotionnels comme la peur, l'angoisse, le manque d'assurance ou le manque de confiance en soi, apparaissent pour la première fois chez l'enfant, ils sont souvent déjà fixés depuis longtemps chez l'adulte. Il est donc plus facile d'obtenir des résultats visibles rapides avec les élixirs de fleurs chez l'enfant.

Si vous souhaitez traiter vous-même vos enfants avec les fleurs de Bach, veuillez suivre les conseils suivants.

Choix des fleurs

Contrairement à ce qui se passe avec les adultes et les jeunes, il n'est pas possible de pratiquer un interrogatoire direct auprès des enfants en bas âge : le plus souvent l'observation de leurs comportements est nécessaire pour trouver les fleurs adaptées.

Un enfant jaloux de quatre ans ne sait probablement pas encore que l'état émotionnel dont il souffre est la jalousie. Il a seulement besoin que l'objet de cette jalousie (sa petite sœur, par exemple) soit écarté, ou au moins bousculé, pincé ou agacé de quelque autre manière pour évacuer son sentiment.

Cela signifie que le choix des essences de fleurs ne se fait plus à partir de la description d'états émotionnels, mais par l'observation de comportements. Or, le propos du présent ouvrage n'étant pas de s'intéresser aux modèles comportementaux des enfants, il n'est adapté que de façon limitée au choix des élixirs pour les enfants.

Traitez-vous vous-même !

Avant de traiter un éventuel comportement difficile ou étrange chez votre enfant, assurez-vous que votre propre attitude n'est pas à l'origine ce comportement, ou tout au moins qu'elle ne le favorise pas. Les enfants sont en effet souvent le reflet du comportement de leurs parents.

Chez eux, de nombreux états émotionnels ou modèles comportementaux (comme l'agressivité, l'impatience, l'angoisse, le manque de confiance en soi) sont encore en plein développement. Or, les dispositions naturelles de l'enfant et la collaboration des parents jouent un rôle décisif dans ce développement.

ASTUCE

Les enfants ne sont souvent que le reflet de leurs parents

Je recommande vivement aux parents, ou au moins à la mère, de prendre également des élixirs quand ils souhaitent traiter leur enfant par les fleurs de Bach.

Il y a déjà eu des cas où l'enfant n'a plus eu besoin de prendre des essences dès lors que les parents se sont traités eux-mêmes !

Pour que les fleurs de Bach puissent favoriser une modification à long terme pendant cette période de développement, il est indispensable qu'une influence négative éventuelle des parents se transforme en soutien positif vis-à-vis de l'enfant.
Dans les cas d'affections physiologiques comme la neurodermite, la migraine et l'asthme, il arrive que ce soit le comportement des parents qui « maintienne la cocotte en ébullition », car ces maladies prospèrent souvent sur le terrain de conflits irrésolus.

Quand faut-il traiter un enfant ?

Les fleurs de Bach peuvent être employées chez les enfants dans les situations suivantes :
1 Dans les cas d'urgence (blessures ou chocs psychologiques). Il existe pour cela un mélange élaboré par le Dr Bach et vendu tout prêt : le remède d'urgence (voir page 113).
2 En cas d'affections aiguës (toux, rhume, états grippaux, maladies infantiles), pour renforcer le processus de guérison et les défenses immunitaires.
3 En cas de troubles chroniques avec une part psychosomatique importante (neurodermite, asthme, énurésie, bégaiements).
4 En cas de troubles comportementaux, par exemple :

- pendant la période d'opposition,
- en cas de difficultés d'adaptation en maternelle,
- dans tous les cas de difficultés scolaires, comme le manque de concentration, la peur des examens, l'absence d'intégration sociale,
- dans les états d'agitation,
- en cas de problèmes dans la fratrie, comme la jalousie, l'agressivité et autres.

Principes fondamentaux du traitement chez l'enfant

Chez l'adulte, la collaboration active du patient est indispensable pour parvenir à une modification durable d'un état émotionnel déjà ancien. La faculté de dire « non », par exemple, ne peut pas être obtenue par la simple prise de l'élixir Centaury ; il est indispensable que le patient s'exerce en même temps à adopter le comportement recherché. Les fleurs de Bach lui en donnent alors la force. Chez les enfants, ce travail n'est ni nécessaire, ni possible, car ils ne sont pas encore conscients de cette incapacité de dire non. Les enfants n'ont d'ailleurs pas besoin de savoir pourquoi ils prennent des fleurs de Bach. Il est même particulièrement important qu'ils ne le sachent pas, car ils ne doivent jamais avoir le sentiment qu'ils prennent quelque chose pour devenir « comme il faut ».
Donc, essayez toujours de trouver une raison anodine pour justifier la prise des élixirs : pour prévenir la toux ou stimuler la pousse des cheveux, par exemple. Les enfants doivent toujours avoir le sentiment

d'être « bien » et se sentir acceptés tels qu'ils sont. D'un point de vue éducatif, cela signifie que les réprimandes doivent toujours concerner leur comportement et non eux-mêmes.

Procédures de traitement

La préparation des mélanges s'effectue comme celle pour les adultes, mais en remplaçant l'alcool par du vinaigre de fruits pour la conservation.

La posologie est de 4 fois 4 gouttes par jour, que l'on dépose directement sous la langue ou que l'on fait lécher sur le dos de la main.

La durée du traitement dépend de la réaction obtenue. Si le comportement s'est nettement amélioré au bout de deux semaines, on peut arrêter les prises et observer l'attitude de l'enfant. Si les symptômes réapparaissent, on reprend le traitement selon le même dosage. En général, un flacon de mélange suffit. Si l'objectif recherché est atteint, on peut arrêter le traitement ; sinon, il faut préparer un nouveau mélange.

Aide extérieure

Si vous n'obtenez pas de résultat notable avec les mélanges que vous avez préparés vous-même, demandez conseil. Il suffit parfois d'en parler à une amie, qui voit votre enfant d'un œil différent, et peut donc mieux trouver les fleurs qui conviennent.

Dans les situations particulièrement difficiles, je vous recommande de vous adresser à un thérapeute professionnel spécialiste des fleurs de Bach.

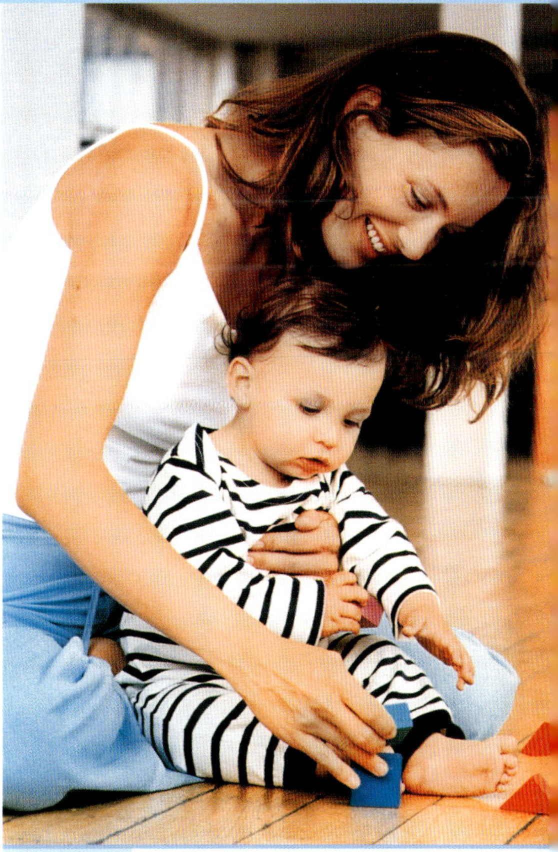

Lequel des deux prend des fleurs de Bach ?

Pour aller plus loin

Chez le même éditeur

- **Davis P.** – *Aromathérapie de A à Z.*
- **Fintelmann V., Weiss R. F.** – *Manuel pratique de phytothérapie.*
- **Helle E.** – *Aloe vera : tous les bienfaits pour voter santé et voter beauté.*
- **Li Ch.** – *Médecine chinoise.*
- **Lubinic E.** – *Manuel pratique d'aromathérapie.*
- **Qian J.** – *Feng Shui : habitat et art de vivre.*
- **Schmidt S.** – *Fleurs de Bach.*
- **Schutt K.** – *Ayurveda : se sentir jeune tout au long de sa vie.*
- **Schwarz A., Schweppe R.** – *Thé vert : élixir de vie pour le corps et l'esprit.*
- **Sommer S.** – *Homéopathie.*
- **Stumpf W.** – *Homéopathie pour les enfants.*
- **Ulmann M.** – *Pharmacie naturelle.*
- **Wagner F.** – *L'acupression digitale.*
- **Wagner F.** – *Le massage des zones réflexes.*
- **Werner M.** – *Les huiles essentielles : réveil du corps et de l'esprit.*
- **Wiesenauer M., Kerckhoff A.** – *Homéopathie anti-stress.*
- **Wiesenauer M.** – *Homéopathie facile.*

Index

Avertissement

Les fleurs de Bach ne sont pas un remède miracle. Il est essentiel, avant toute utilisation, de procéder à un auto-interrogatoire critique afin de trouver les « bonnes » essences. Elles peuvent certes apporter un soutien aux autres thérapies dans les souffrances psychiques et physiques, mais leur principal effet est d'amener un patient qui souffre d'un état émotionnel négatif vers un état émotionnel positif.
Il est de la responsabilité de chaque lecteur de juger si son cas relève de la médecine classique ou si les fleurs de Bach sont une alternative satisfaisante. Veillez à respecter les limites de l'automédication et les conseils fournis dans le texte. Consultez un médecin ou un thérapeute dès que vous vous sentez hésitant sur les symptômes ou l'évolution d'une maladie. Ne prenez aucun risque !
L'auteur et l'éditeur déclinent toute responsabilité quant à d'éventuels dommages encourus suite à l'utilisation du présent ouvrage.

Crédits photographiques

Pages 54, 55, 57, 61, 63, 66 et 4e de couverture droite, 67, 71, 77, 84, 89, 95, 96, 100, 101 : Alamy ; pages 50, 72, 92 : Beat Ernst, Basel ; pages 2 gauche, 12, 17, 23, 58, 64, 79, 83, 87, 99, 118 : Corbis ; pages 3 gauche et droite, 18, 85 : gettyimages ; pages 4, 15, 25, 88, 106 : R. Hornberger ; pages 69, 121 : IFA ; pages 27, 113 : Jump ; pages 51, 74, 80, 81, 90, 93 : Lavendelfoto ; couverture, pages 2 droite, 6 et 4e de couverture gauche, 8, 59, 111, 115 : Mauritius ; page 11 : medicalpicture ; page 53 : Okapia ; page 109 : Studio Schmitz ; plat 2, pages 1, 48, 70, 97, 129 : Superbild ; page 104 : Transglobe Agency ; page 128: Zefa.
Couverture : Gruner & Jahr (Bockelberg)

Traduit de l'allemand par Véronique Cebal

Couverture : modzilla!

ISBN : 978-2-7114-1855-8

Dépôt légal : avril 2007

Achevé d'imprimer en Chine par Media Landmark Investments Ltd, Hong-Kong.

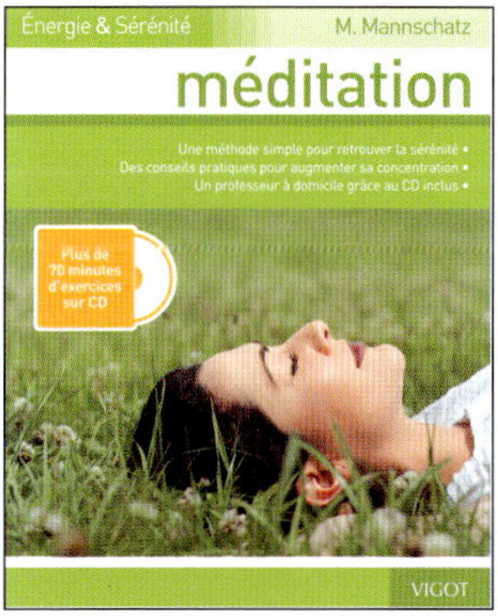
Énergie & Sérénité
M. Mannschatz
méditation
Une méthode simple pour retrouver la sérénité •
Des conseils pratiques pour augmenter sa concentration •
Un professeur à domicile grâce au CD inclus •
Plus de 70 minutes d'exercices sur CD
VIGOT

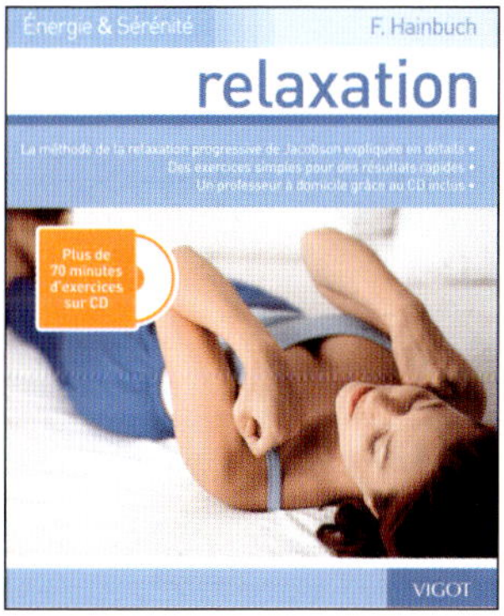
Énergie & Sérénité
F. Hainbuch
relaxation
La méthode de la relaxation progressive de Jacobson expliquée en détails •
Des exercices simples pour des résultats rapides •
Un professeur à domicile grâce au CD inclus •
Plus de 70 minutes d'exercices sur CD
VIGOT

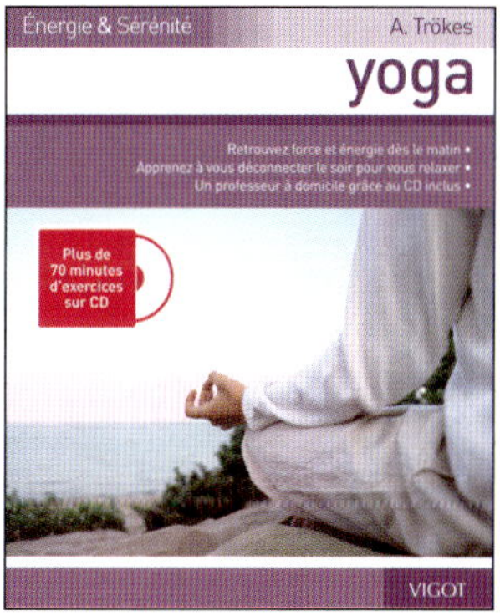
Énergie & Sérénité
A. Trökes
yoga
Retrouvez force et énergie dès le matin •
Apprenez à vous déconnecter le soir pour vous relaxer •
Un professeur à domicile grâce au CD inclus •
Plus de 70 minutes d'exercices sur CD
VIGOT

L'essentiel en un clin d'œil

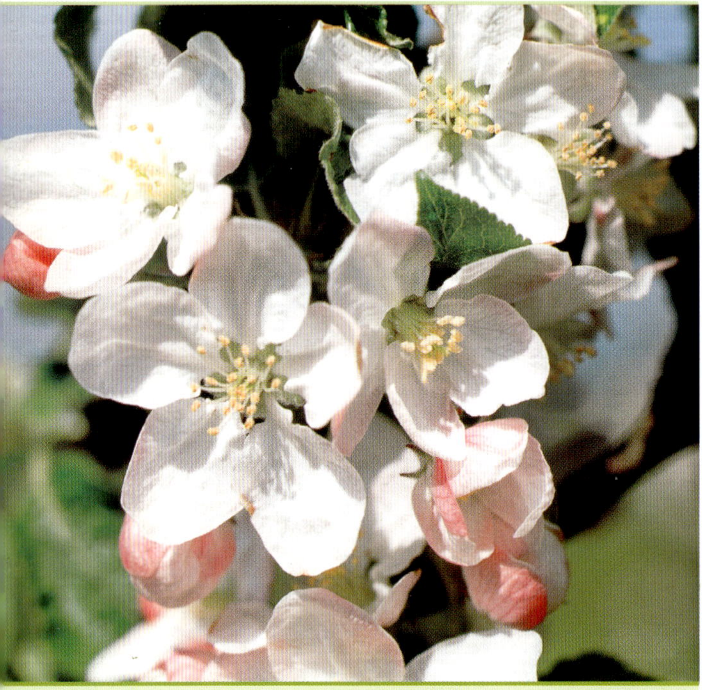

QUE SONT LES FLEURS DE BACH ?

Ce sont des essences de fleurs qui se prennent par voie orale et portent le nom de leur découvreur, le médecin anglais Edward Bach (1886-1936). Elles sont fabriquées de manière naturelle à partir des fleurs d'ar[bres] ou d'arbustes sauvages. Il en exi[ste] 38 en tout.

QUEL EST LEUR DOMAINE D'APPLICATION ?

Les fleurs de Bach agissent sur le psychisme des êtres humains et des animaux, mais sans les effets secondaires des psychotropes. Elles aident à surmonter les « états émotionnels négatifs », selon les termes du Dr Bach. Il entendait par là des états comme la peur ou le manque de courage, l'amertume ou le désespoir, mais aussi le sentiment d'être dépassé ou le manque de confiance en soi. Il y a en tout 38 états émotionnels négatifs qui correspondent aux 38 essences de fleurs.

COMMENT FONCTIONNENT LES FLEURS ?

Les fleurs de Bach ne renferment pas de substance[s] chimiques décelables comme les extraits de plantes ou les comprimés contre la douleur. Elles fonctionnen[t] probablement par la transmission d'informatio[n] dans les voies physiologique[s]